激光医学临床实践

经皮激光椎间盘减压术分册

主　编　任龙喜

副主编　姜树东　张彤童　郭　函

编　委（按姓氏笔画排序）

王　伟　王吉英　尹　建　任龙喜　刘　正
刘惠芝　关红辉　孙树霞　李冬梅　张向飞
张彤童　陈　红　陈　蕾　赵　璐　郝英杰
姜树东　郭　函　郭保逢　唐　敏　唐新力
黄丽华　梁得华　梁喜斌　韩正锋　焦守国

人民卫生出版社

·北　京·

图书在版编目（CIP）数据

激光医学临床实践. 经皮激光椎间盘减压术分册 / 任龙喜主编 .—北京：人民卫生出版社，2023.2

ISBN 978-7-117-34453-1

Ⅰ. ①激… Ⅱ. ①任… Ⅲ. ①激光应用-医学-技术培训-教材 Ⅳ. ①R312

中国国家版本馆 CIP 数据核字（2023）第 025477 号

人卫智网	www.ipmph.com	医学教育、学术、考试、健康，购书智慧智能综合服务平台
人卫官网	www.pmph.com	人卫官方资讯发布平台

激光医学临床实践
经皮激光椎间盘减压术分册
Jiguang Yixue Linchuang Shijian
Jingpi Jiguang Zhuijianpan Jianya Shu Fence

主　　编：任龙喜
出版发行：人民卫生出版社（中继线 010-59780011）
地　　址：北京市朝阳区潘家园南里 19 号
邮　　编：100021
E - mail：pmph @ pmph.com
购书热线：010-59787592　010-59787584　010-65264830
印　　刷：北京顶佳世纪印刷有限公司
经　　销：新华书店
开　　本：710 × 1000　1/16　　印张：9
字　　数：161 千字
版　　次：2023 年 2 月第 1 版
印　　次：2023 年 3 月第 1 次印刷
标准书号：ISBN 978-7-117-34453-1
定　　价：56.00 元
打击盗版举报电话：010-59787491　E-mail：WQ @ pmph.com
质量问题联系电话：010-59787234　E-mail：zhiliang @ pmph.com
数字融合服务电话：4001118166　E-mail：zengzhi @ pmph.com

激光医学临床实践系列丛书

编写委员会

主编简介

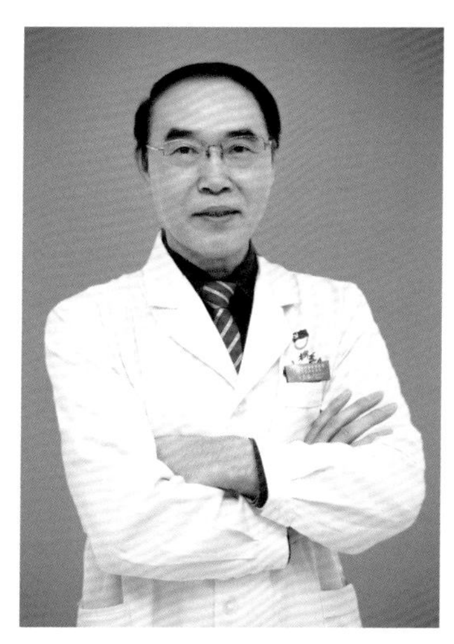

任龙喜

二级教授、主任医师、医学博士、硕士研究生导师，清华大学附属垂杨柳医院骨科顾问。中华医学会激光医学分会主任委员，北京医学会激光医学分会前任主任委员。中国老年学和老年医学学会老年骨科分会副主任委员、脊柱微创学组组长。《中国脊柱脊髓杂志》和《脊柱外科杂志》编委。2002 年在国内较早应用经皮激光椎间盘减压术（PLDD）治疗了大量的颈椎病（神经根型、脊髓型及颈性眩晕）、腰椎病（腰椎间盘突出症、腰椎管狭窄症疾病及椎间盘源性腰痛）患者，均有良好临床疗效。发表 PLDD 相关论文 37 篇，主持北京市级及区级 PLDD 科研课题各两项。连续 10 年举办中华医学会国家级医学继续教育项目“全国 PLDD 微创技术讲习班”，积极推动了该项技术的发展。

前 言

脊柱外科发展至今，应用微创技术解决一部分脊柱疾患一直是该领域工作者不断研究探索的内容之一。微创技术治疗颈、腰椎间盘疾患经历了化学融核、经皮椎间盘切吸术、经皮内镜椎间盘切除术、经皮激光椎间盘减压术（PLDD）等阶段。尽管目前微创技术百花齐放，PLDD 因其微创、可靠、安全等特点仍占有一席之地。

PLDD 技术具有简单、方便、安全、并发症少及有效率高等优点，如果适应证控制得当，不仅能保证令人满意的疗效，且与当下较为流行的经皮脊柱内镜技术相比更为安全有效。当今并没有哪一种微创技术能完美解决所有脊柱问题，PLDD 技术目前仍是众多微创治疗颈、腰椎疾病技术的有益补充之一。

本人在国内从事 PLDD 的基础与临床研究二十余年，此次借中华医学会激光医学分会出版“激光医学临床实践系列丛书”的机会，将以往积累的研究成果和临床经验进行总结，以《激光医学临床实践 经皮激光椎间盘减压术分册》出版，利于大家更好地了解此项技术，造福于颈、腰椎疾病患者。

本书内容主要包括基础研究、临床操作和典型病例介绍，以及对 PLDD 相关疾患的诊断与鉴别诊断、PLDD 相关局部解剖和穿刺路径解剖等。针对目前 PLDD 缺乏长期疗效报道的情况，书中增加了我们对 PLDD 术后疗效长达 10 年以上的总结，并与其他治疗方法的长期疗效进行了对比。从结果上看 PLDD 的长期疗效令人满意且较为稳定，也更加坚定了我们将此项技术继续发展下去的决心。希望通过本书，让读者详细了解、掌握 PLDD 的基础知识与临床技术，从而进一步推动脊柱微创技术的蓬勃发展！

任龙喜

2022 年 12 月　于北京

目 录

第一章

基础知识

经皮激光椎间盘减压术（percutaneous laser disc decompression，PLDD）是将空心穿刺针经过皮肤刺入病变的颈椎或腰椎间盘内，沿空心穿刺针导入激光光导纤维，通过激光仪器放射的激光热量将部分间盘组织汽化，主要通过减少间盘内压力、消除间盘内炎性因子、改善受压神经的血液循环，达到治疗颈椎病、腰椎间盘突出症等疾患的一种微创技术。因此，了解激光的基础知识、目前常用于 PLDD 的激光仪器的类型和基本原理，以及有关 PLDD 的基础研究进展，对更好地理解 PLDD 治疗颈腰椎病的机制、进一步推动 PLDD 临床工作及科研工作开展具有重要意义。

第一节　激光基础知识

一、激光概述

1. 激光的概念　激光是原子（分子）受激辐射的光放大，是利用物质受激辐射原理和光放大过程产生的一种具有高亮度、好的方向性、好的单色性和相干性的光。

激光是人类发明的强相干光，其英文“laser”是“light amplification by stimulated emission of radiation”的缩写，意思是“受激辐射的光放大”[1]。中文名称“激光”是由科学家钱学森命名的，我国台湾地区学者称其为“镭射”。

光具有波动性和粒子性，即波粒二象性。光子（电磁场量子）和其他基本粒子（如电子）一样，具有能量、动量和质量等，但不存在静止的光子。它的粒子属性（能量、动量和质量等）和波动属性（频率、波矢、偏振等）密切相关。

光波的基本参数有波长（λ）、频率（ν）和速度（c），三者的关系为：$c=\lambda\nu$，真空中 $c=3\times10^{8}$m/s；光子的能量：$\varepsilon=h\nu$（$h=6.63\times10^{-34}$J·s，为普朗克常数）；光子的动量：$p=h\nu/c$。

从红外光、可见光到紫外光，光的频率依次增大，波长逐渐变短，光子的能量由低到高。

2. **激光产生原理**　早在1917年，伟大的科学家爱因斯坦提出了受激辐射的概念：物质与辐射场的相互作用中，构成物质的原子或分子可以在光子的激励下产生光子的受激发射或吸收。后来理论物理学家又证明，受激发射的光子和激励光子具有相同的频率、方向、相位和偏振。这些都为激光器的出现奠定了理论基础[2]。

直至1960年7月，美国人梅曼演示了其发明的世界第一台红宝石固体激光器，随之而来的各种激光器如雨后春笋般出现，并迅速得到了非常广泛的应用。激光在医学中的应用十分广泛，为诊断、手术、治疗提供了崭新的手段，PLDD就是其应用之一。

激光器由激光工作物质、泵浦源、光学谐振腔三个基本部分组成（图1-1）。激光工作物质是能实现粒子数反转的增益介质，泵浦源是激励粒子数反转的能源，光学谐振腔是提供受激发射光子反馈振荡的装置。

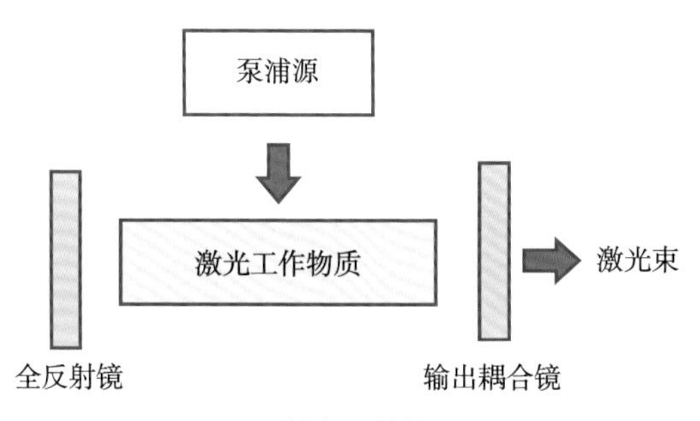

图1-1　激光器结构原理图

在热平衡状态下，激光工作物质中的激活原子（离子或分子），处于高能级的粒子数远低于处于低能级的粒子数。在合适的泵浦源激励下，激活原子吸收泵浦源提供的能量由低能级跃迁到高能级，可使高能级的粒子数高于低能级的粒子数，即实现粒子数反转。在高能级上的粒子受到谐振腔选定的激励光子的激励，从高能级跃迁到低能级，同时产生受激发射光子，受激发射光子又作为激励光子，在谐振腔内振荡，往返通过激光工作物质时激发出大量受激发射光子，使受激辐射光呈雪崩式增长，实现光的受激辐射放大，在输出耦合镜一端输出激光（图1-2）。

在产生激光的过程中，同时存在受激原子的自发辐射（自发跃迁发出的光波）、受激辐射和受激吸收三个过程，但在激光器中受激辐射占据绝对优势（图1-3）。

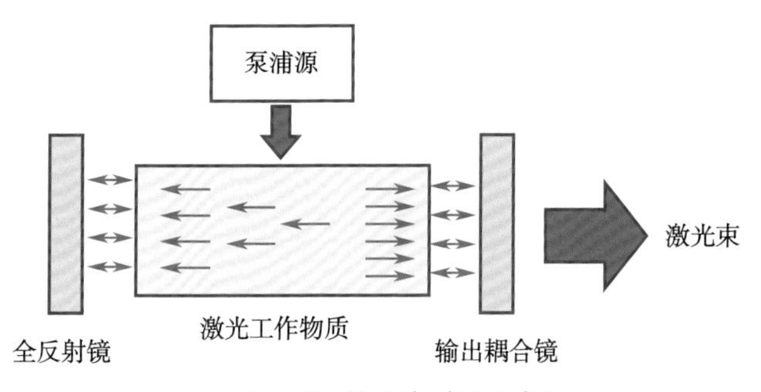

图 1-2 激光的产生过程示意图

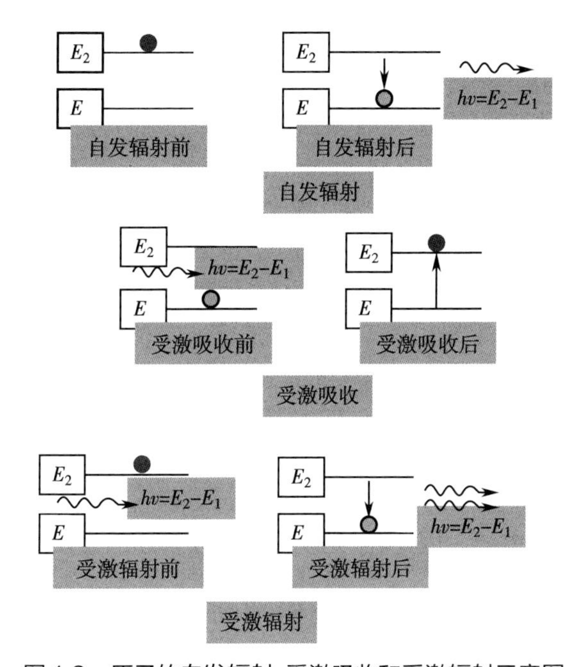

图 1-3 原子的自发辐射、受激吸收和受激辐射示意图

3. **激光的基本特性** 激光和普通光源存在巨大的差异。普通光源属于自发辐射光,自发辐射光彼此是不相关的,发射的光基本平均分配在所有模式中,光的传播方向、频率、偏振都不一样。激光是放大的受激辐射光,而受激发射的光子和激励光子具有相同的频率、方向、相位和偏振,因此激光有很好的单色性(谱线宽度窄)、相干性(不同光波的相位关系固定)、方向性(发散角小,能够聚焦成很小的光斑)和高亮度(能量高度集中),即激光的四个基本特性,其应用正是基于这些特性开展的。

激光作为一种新型的光源,与相同功率的普通光源相比,其发射的光能量并不能提高,而是光能量在状态上有了成亿倍的集中,即单色亮度可以有成亿倍的提高[1]。PLDD 就是在选定合适激光波长的基础上，利用激光的高亮度特性开展的微创手术。

二、激光器的类型

激光器的分类方法有多种。按激光工作物质的物理状态分类，可分为固体激光器、气体激光器、液体激光器、半导体激光器和光纤激光器；按激光波长分类，可分为远红外激光器、红外激光器、可见光激光器、紫外激光器、真空紫外激光器、X 射线激光器等；按激光器的运转方式分类，可分为连续激光器和脉冲激光器；按激光的脉冲宽度分类，可分为长脉冲激光器、短脉冲激光器、超短脉冲激光器（皮秒、飞秒）[1]；按传输方式分类，可分为自由空间传输激光器、光纤传输激光器、关节臂传输激光器、波导管传输激光器等。

为了准确地描述一台激光器，一般会涉及上述内容，如描述一台脉冲掺钕钇铝石榴石（neodymium doped yttrium aluminum garnet，Nd：YAG）固体激光器，至少会给出激光波长、脉冲宽度、激光脉冲重复频率、最大单脉冲能量、平均功率等参数。

在给出激光工作物质的同时，必须标明激光波长，因为同一种激光工作物质通过不同的技术手段可能产生多种波长。如 Nd：YAG 可通过谐振腔的反射膜的变化输出 1 064nm、1 032nm、914nm 等波长的激光，1 064nm 的红外激光经二倍频后变换为 532nm 的绿光，经四倍频后变换为 266nm 的紫外光等。

对生物组织而言，不同波长激光的组织光学特性等是不同的，光的生物效应存在着很大的差异。因此，激光波长是必须描述的重要参数之一。

三、脉冲 Nd：YAG 激光器和砷化铝镓、砷化铟镓半导体激光器

在 PLDD 术中，目前国内主要应用的激光器有脉冲 Nd：YAG 激光器（波长 1 064nm）和连续及斩波脉冲的砷化铝镓（aluminum gallium arsenide，AlGaAs）半导体激光器（中心波长 810nm）、砷化铟镓（indium gallium arsenide，InGaAs）半导体激光器（中心波长 980nm）。技术参数见表 1-1，结构示意图见图 1-4 和图 1-5。

为了更好地理解这两种激光器的特点，下面先介绍脉冲激光和连续激光、长脉冲与斩波脉冲、平均功率和峰值功率的概念。

顾名思义，连续激光（CW）就是以连续方式输出的激光，脉冲激光就是以脉冲方式输出的激光。脉冲激光器的优点是能够把储存在激光工作物质中的能量瞬间以光能的形式释放出去，在短的脉冲持续时间内实现高功率输

表 1-1　脉冲 Nd：YAG 激光器和 AlGaAs、InGaAs 半导体激光器

技术参数	脉冲 Nd：YAG 激光器	AlGaAs 半导体激光器	InGaAs 半导体激光器
激光介质	Nd：YAG	AlGaAs	InGaAs
波长 /nm	1 064	780~810	900~1 000
激光模式	多模	多模	多模
平均功率 /W	10~30	10~30	10~30
峰值功率	可达数千瓦以上		
激励方式	灯泵浦；二极管激光泵浦	电激励	电激励
工作方式	脉冲（重复频率）	连续、斩波脉冲（重复频率）	连续、斩波脉冲（重复频率）
传导方式	光纤传输	光纤传输	光纤传输
主要应用	组织的凝结和汽化	组织的切割、组织的热处理	组织的切割、组织的热处理

注：Nd：YAG，掺钕钇铝石榴石。

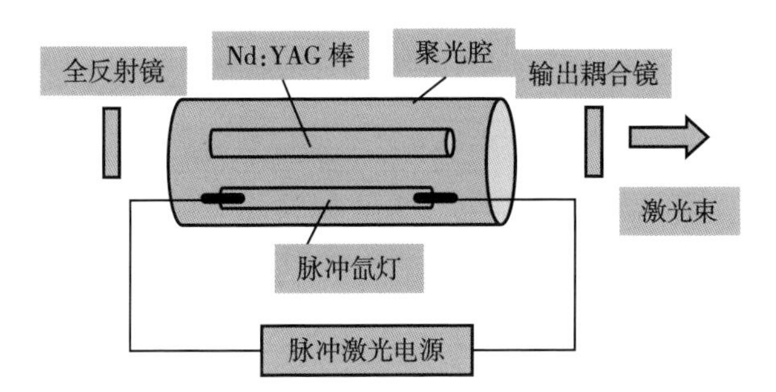

图 1-4　脉冲掺钕钇铝石榴石（Nd：YAG）激光器结构示意图

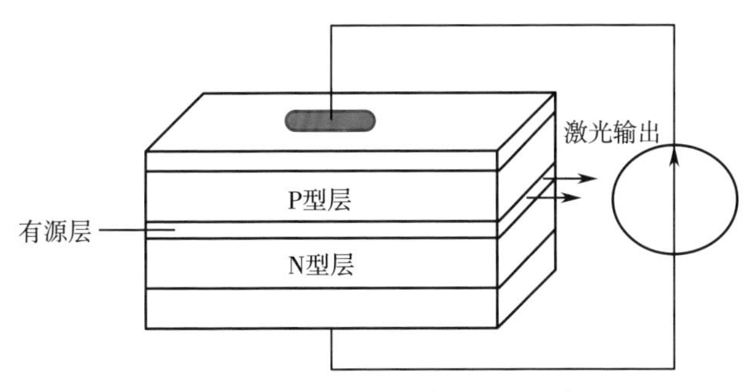

图 1-5　半导体激光器典型结构示意图

出。两者在峰值功率方面存在着巨大的差异，在下面的内容中再进行较为详细的论述。这两种激光的时间特征见表 1-2[3]。

表 1-2　连续激光和脉冲激光的时间特征

类别		时间特征
连续激光		连续波
脉冲激光	超脉冲（super pulse）	毫秒：10^{-3}s，重复脉冲
	调制、斩波、门控脉冲	微秒到毫秒：10^{-6}~10^{-3}s
	脉冲	微秒：10^{-6}s
	调 Q 脉冲	纳秒：10^{-9}s
	锁模脉冲	皮秒：10^{-12}s；飞秒：10^{-15}s；阿秒：10^{-18}s

由表 1-2 可见，不同宽度的激光脉冲是通过不同的激光技术获得的，如纳秒级的调 Q 脉冲和皮秒级的锁模脉冲是分别通过调 Q 技术和锁模技术获得的。

压缩激光脉冲宽度是提高激光峰值功率非常重要的技术手段。例如同样 1J 的激光能量，分别在 1 秒、1 毫秒、1 微秒、1 纳秒、1 皮秒时间内以矩形波输出时，其峰值功率分别为 1W、10^3W、10^6W、10^9W、10^{12}W，依次呈千倍地增长，即从 1W 到 1 万亿 W（太瓦）。

激光功率是衡量激光器输出能力的一个重要指标，和生物效应有着密切的关系。激光功率的定义是单位时间内产生的激光能量（P= 能量 / 时间），是输出激光能量的速率。

对连续激光器而言，激光功率是平均功率，定义为每秒产生连续激光的总能量。

对脉冲激光器而言，平均功率、峰值功率、单脉冲能量是它的基本参数[3]。脉冲激光的平均功率，定义为每秒产生的激光脉冲的总能量，和单脉冲能量的关系如下：

$P_{平}$ = 单脉冲能量 × 脉冲重复频率（每秒输出的激光脉冲的数量）

例如，脉冲激光器输出的每个脉冲的能量是 1J，重复频率为 10Hz，平均功率为：

$$P_{平}=1J \times 10Hz=10J/s=10W$$

脉冲激光的峰值功率，定义为激光脉冲输出时在脉冲持续时间内的最高激光功率值。可用下列公式近似表示：

$P_{峰}$ = 单脉冲能量 / 脉冲宽度（激光脉冲持续时间）

例如，脉冲激光器输出的每个脉冲的能量是 1J，脉冲持续时间为 100 微秒，则峰值功率：

$$P_{峰}=1J/(100\times10^{-6}s)=10\,000J/s=10\,000W$$

由此可见，对于脉冲激光器而言，因计算脉冲激光的平均功率时，也包含了激光脉冲之间的间歇时间（无激光发射），因此其峰值功率永远大于平均功率，且可高出多个数量级（图 1-6）。

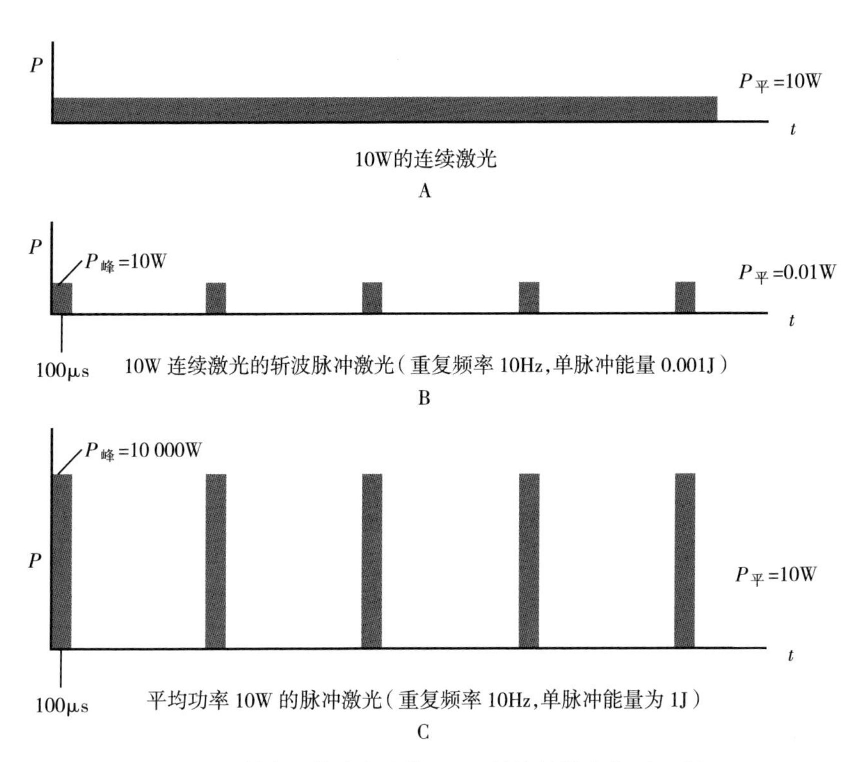

图 1-6 激光平均功率同为 10W 的连续激光（A）及其斩波脉冲激光（B）与脉冲激光（C）的示意图

图 1-6B 可见，由连续激光斩波获得的斩波脉冲的特点是峰值功率不变，可改变脉宽和重复频率。如连续输出时功率为 10W 的激光，通过斩波技术，可实现斩波脉冲输出，但输出斩波脉冲的峰值功率仍为 10W。尽管峰值功率不会高于连续输出时的最大功率，但改变了出光的持续时间（脉冲宽度）及间隔时间，由连续激光变为具有重复频率的斩波脉冲激光，此时输出激光的平均功率将降低，峰值功率为连续输出时的功率值。

我们通常所说的脉冲激光器是指自由运转的常规脉冲激光器，也称静态脉冲激光器、长脉冲激光器。PLDD 术中使用的脉冲 Nd：YAG 激光器就是长脉冲激光器，其脉冲宽度基本不变，通过调整泵浦脉冲能量的大小，来实现激光脉冲能量的变化，峰值功率也随之改变，再加之调整脉冲重复频率，平均功率也随两者的变化而改变（$P_{平}=P_{峰}\times$ 脉冲宽度 × 重复频率）。

四、用于 PLDD 的脉冲 Nd：YAG 固体激光器与半导体激光器的差异

激光波长不同，组织光学特性存在着较大差异，这将在激光与生物组织的相互作用部分进行介绍；谱线宽度不同，Nd：YAG 激光线宽比半导体激光线宽窄很多，即 Nd：YAG 激光比半导体激光的单色性好；发散角不同，Nd：YAG 激光的发散角比半导体激光的发散角小得多，即 Nd：YAG 激光比半导体激光方向性好，但被耦合入光导纤维后，经过较长的光纤传输，光纤出口处的发散角将由光纤的参数决定；峰值功率不同，脉冲 Nd：YAG 激光器是自由运转激光器，而半导体激光器是连续（或连续斩波）激光器，脉冲 Nd：YAG 激光的峰值功率可比半导体激光的功率高出数百倍，导致在瞬间的汽化能力等方面存在着巨大的差异，这将在 PLDD 对激光的要求中加以讨论。

五、激光的定量描述

在临床应用中，使用的激光照射量的大小需要有一系列不同的定量描述，所需的定量描述的物理量详见表 1-3[3]。

表 1-3　激光定量描述的物理量

物理量名称	单位
激光能量	焦（J），毫焦（mJ，10^{-3}J）
平均功率（能量 / 时间）	瓦（W，J/s）
峰值功率（在脉冲激光器中，是指激光脉冲在峰值时的功率值）	瓦（W），千瓦（kW，10^{3}W）
功率密度（光辐射度）（单位面积上的功率；激光光斑在单位面积上的功率）	瓦 / 厘米 ^{2}（W/cm^{2}）
能量密度（光通量）（单位面积上的能量；激光束单位面积上的能量）	焦 / 厘米 ^{2}（J/cm^{2}）

在激光医学中，不仅要描述生物组织接收的激光能量和功率，还要描述照射在生物组织的能量密度和功率密度。为了更好地理解能量密度和功率密度，现用日常生活中的常识加以说明。

例如，在太阳光直射下的A4白纸，一般情况下不会燃烧，将照射在该纸上同样面积的阳光通过透镜聚焦照射在白纸上（焦点位于纸表面），经过很短的时间，白纸就会燃烧，化为灰烬。对于白纸而言，这两种情况下的太阳光功率没变，即相同时间内照射在白纸上的能量没变，由于透镜的聚焦，使光能量集中在更小的光斑内，在白纸被照射的部位，阳光的能量密度和功率密度大幅提高，即白纸燃烧是因能量密度和功率密度的提高，白纸吸收阳光的能量产生的温度超过了白纸的燃点引起燃烧。若保持接收阳光能量不变，移到阳光更强（功率更大）的时间段进行实验，从照射到燃烧的时间会缩短，这是阳光功率密度提高的结果，提高了加热的速度。

由此可见，光与物质相互作用时，光功率和光能量相同情况下，使用不同的光能量密度和光功率密度可能会产生不同的结果。

六、激光与生物组织相互作用的基础知识[4]

为了更加安全、有效地开展PLDD的临床工作，了解激光与生物组织相互作用的过程是十分必要的，这会减少临床工作的盲目性。下面主要参考《激光与生物组织的相互作用原理及应用》的内容对其进行较为详细的阐述。

激光与生物组织相互作用表现出的光学特性及热学特性，是激光在生物医学中应用的基础。一束激光入射到生物组织后，一部分被散射，而另一部分则被吸收。激光被生物组织吸收，会与生物组织产生相互作用，具体划分为5种主要类型（表1-4及图1-7），而激光的曝光时间（脉冲宽度）是决定性参数。波长是第二重要的激光参数，它决定激光辐射穿透组织的深度，即吸收和散射的效率。第三个参数是使用的能量密度，它的值是产生一个特定效应的必要条件，并且决定其程度。第四个参数是使用的强度，以能量密度与脉宽之比的形式给出，对连续激光而言，即功率密度，对脉冲激光而言，即峰值功率密度。

表1-4 相互作用类型与曝光时间（脉冲宽度）的关系

相互作用类型	曝光时间
光化作用	连续波或曝光时间大于1s的脉冲照射
热相互作用	曝光时间从1min到1μs之间照射
光蚀除	曝光时间从1μs到1ns之间照射
等离子体诱导蚀除	曝光时间小于1ns的照射
光致破裂	曝光时间小于1ns的照射

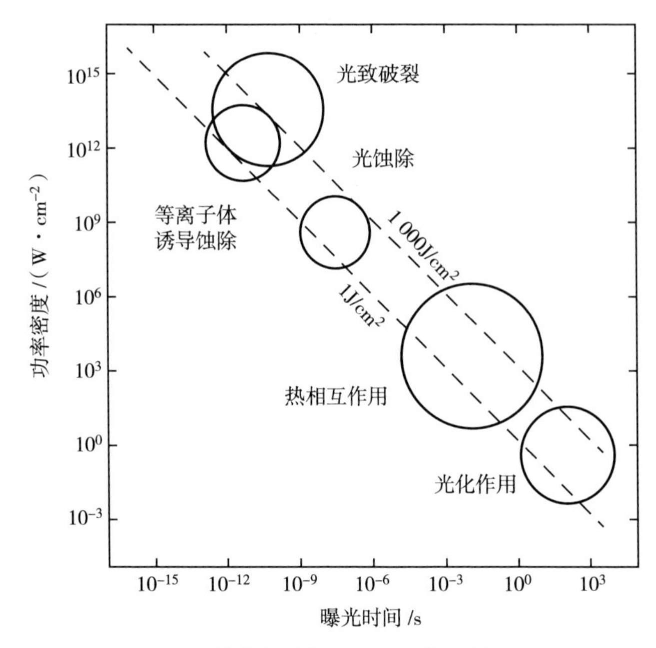

图 1-7　激光与生物组织相互作用关系图

在 PLDD 术中，目前应用的是连续激光和脉冲宽度大于 100 微秒的脉冲激光。由表 1-4 及图 1-7 可知，激光与组织的相互作用类型主要表现为热相互作用及光化作用，热相互作用为主，光化作用为辅，而光蚀除、等离子体诱导蚀除及光致破裂等不会发生。下面主要针对光化作用及热相互作用展开论述。

1. 光化作用　在低功率密度（典型值为 $1W/cm^2$）和长时间曝光下（秒以上或连续波），光对大分子或生物组织可以引起化学作用和化学反应，即光化作用，出现氧化、聚合、敏化等。目前的应用主要有以下两种：光动力疗法（PDT），借助光敏剂充当催化剂（如血卟啉衍生物等）。

生物刺激：极低的辐照度就可以使生物刺激发生。典型的能量密度范围为 $1\sim10J/cm^2$，用红光或近红外光可使创伤愈合和具有抗炎性。

在 PLDD 术中，光化作用主要发生在离激光传输光纤末端较远的低温区域内。该区域光功率密度低，形成活性化反应区，产生抗炎、改善微循环等作用。

2. 热相互作用　热效应可以由连续或脉冲激光辐射产生，局部温度升高是热相互作用的重要参数变化。对于所有激光与生物组织的热相互作用而言，温度是一个决定性参数。从微观来看，温度的升高是光能被组织吸收后转换为动能的结果。

吸收分为一般吸收和选择性吸收，一般吸收表现为组织对一定光谱范围内的所有波长的光的吸收程度相似，而选择性吸收是指对特定波长光的吸收比其他波长光的吸收程度强。在生物组织中，吸收主要是由水分子、蛋白质和色素等大分子引起的，在红外光谱区的吸收主要由水分子引起，而蛋白质和色素主要吸收紫外线和可见光。由于在生物组织中水是主要成分，因此在红外光谱区，可主要考虑水的吸收情况，吸收系数在很大程度上依赖于入射光的波长。下面以水为例来介绍热相互作用的过程。

不同波长处水的吸收系数和穿透深度（吸收长度）见图 1-8 和表 1-5。

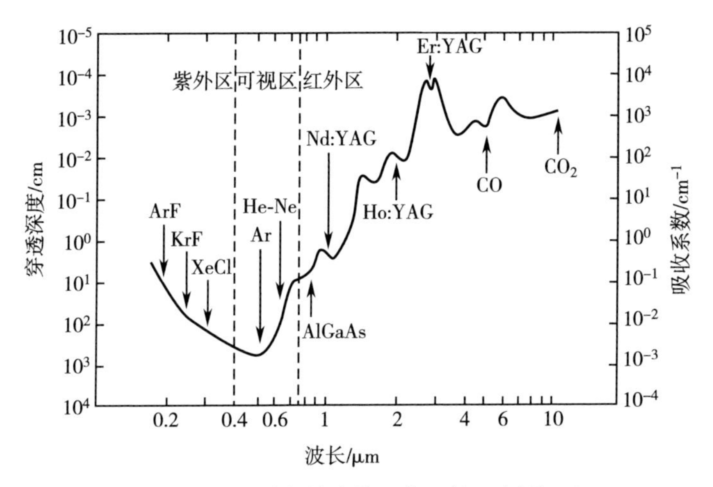

图 1-8 不同波长处水的吸收系数和穿透深度

Nd：YAG. 掺钕钇铝石榴石；Ho：YAG. 掺钬钇铝石榴石；Er：YAG. 掺铒钇铝石榴石。

表 1-5 不同波长处水的吸收系数（α）和穿透深度（L）

波长 /nm	激光器类型	α/cm^{-1}	L/cm
193	ArF	0.1	10
514	Ar+	0.000 29	3 400
633	He-Ne	0.002 9	340
694	红宝石	0.005 6	180
800	二极管	0.020	50
1 064	Nd：YAG	0.61	1.6
2 100	Ho：YAG	36	0.028
2 940	Er：YAG	12 000	0.000 08
10 600	CO_2	860	0.001

注：Nd：YAG，掺钕钇铝石榴石；Ho：YAG，掺钬钇铝石榴石；Er：YAG，掺铒钇铝石榴石。

由表 1-5 不难看出,水对 1 064nm 的 Nd: YAG 激光的吸收系数为 0.61/cm,800nm 的半导体激光的吸收系数为 0.02/cm,水对 1 064nm 激光的吸收系数是 800nm 半导体激光的 30 倍,光穿透深度则相反。

从文献报道中的数据可知,980nm 水的吸收系数约是 1 064nm 的 3 倍,则光穿透深度前者是后者的 1/3[5]。

吸收系数大,意味着生热效率高;穿透深度浅,意味着光作用范围更局限。

在激光照射下,波长的选择(吸收强度)和曝光时间(脉冲宽度)基本决定了热效应的表现。其中两个重要的参数是组织能够达到的温度峰值和组织区域的加热速度。被加热组织中某一区域能产生以下四种效应:凝结、汽化、碳化和熔融。生物组织中热效应的位置见图 1-9,激光辐射的热效应见表 1-6。

凝结:组织被凝结过程中,温度至少达到 60℃,被凝结的组织将会坏死。

汽化:组织被加热到 100℃时,水开始转化为水蒸气,引起组织的热切除(或光热切除)。在这个过程中,组织被膨胀的蒸汽撕裂。由于热扩散造成周

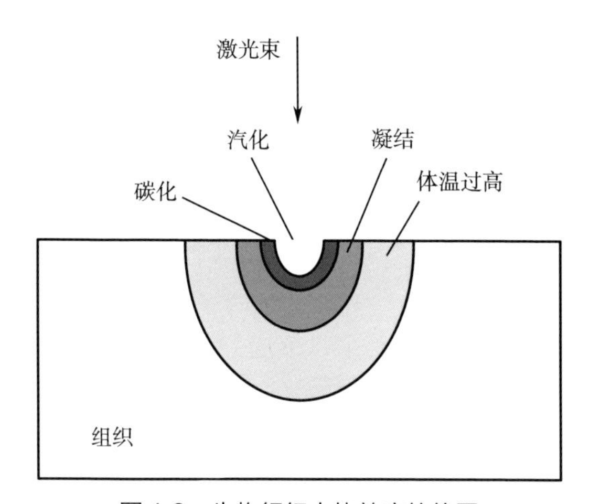

图 1-9　生物组织中热效应的位置

表 1-6　激光辐射的热效应

温度 /℃	生物效应	温度 /℃	生物效应
37	正常体温	60	蛋白质和胶原蛋白变性——凝结
42	温热效应	80	细胞膜通透性提高
45	热致红斑	100	汽化——热分解(蚀除)
48	热致水疱	>100	碳化
50	酶活性减弱,细胞固定	>300	熔融

围组织的损伤，引起破坏区域的扩大。如果想尽量减少热量横向传播带来的破坏，就必须用脉冲激光进行组织切除。根据生物组织的热扩散特性，如果能量在组织中的积累时间在几十微秒内，热切除主要在传输光纤的末端附近，这样横向破坏将会减少。

碳化：当组织温度达到150℃时，组织将被烧焦，其有机组成转化为碳。该过程引起无法恢复的组织损伤，所以应该尽量避免。

熔融：当脉冲激光（通常在微秒到纳秒级）的能量密度非常高时组织中局部的温度可能达到其熔点，这个过程可用于组织焊接。

在PLDD术中，激光的脉冲宽度大于100微秒，熔融可以不用考虑。

组织损伤的程度及空间的广度，主要取决于幅值、曝光时间和生物组织内存储热量的部位。激光能量的存储，并不仅仅与波长、功率密度、曝光时间、光斑尺寸及重复率等激光参数相关，在很大程度上也依赖于吸收和散射系数等组织光学特性参数。为了描述热能的存储和传递，组织热特性如热容量和热导率都是首要参数。为了进一步了解和控制热损伤，下面对热相互作用过程进行比较详细的阐述。

热产生是由激光参数和生物组织的光学性质决定的，即主要由辐照度（功率密度）、曝光时间（脉冲宽度）及吸收系数决定，而吸收系数本身就是激光波长的函数。热传输完全由生物组织的热特性（如热导率和热容量）来表征。热效应最终依赖于生物组织的类型及其内部的温度。

热是在激光曝光期间在组织内产生的，热在组织内的积累源于光被组织的吸收。一部分热量将以热传导、热对流或热辐射的方式散失。热传导在热量损失中占主导地位，它是热量传播到邻近组织的主因。而热穿透深度（Z_{therm}）与时间（t）有关，表示如下：

$$Z_{therm}(t)=\sqrt{4\kappa t}$$

其中$\kappa=1.4\times10^{-7}m^2/s$，水的热穿透深度见表1-7。

表1-7 水的热穿透深度

时间	热穿透深度	时间	热穿透深度
1μs	0.7μm	10ms	70μm
10μs	2.2μm	100ms	0.22mm
100μs	7μm	1s	0.7mm
1ms	22μm		

由表1-7可见，曝光时间（脉冲宽度）为100微秒和1秒时水的穿透深度分别为7μm和0.7mm，后者是前者的100倍。

鉴于此，在对组织的热切除中，为了减小对邻近组织的热损伤，选择合适的激光脉冲宽度就变得非常重要。该时间用弛豫时间（t_{therm}）来度量，当热穿透深度（Z_{therm}）等于光学穿透深度（L）时：

$$L^2=4\kappa t_{therm}$$

由此可见，当激光脉宽 $t<t_{therm}$ 时，热扩散距离达不到光学穿透深度，邻近组织的热损伤可忽略；当激光脉宽 $t>t_{therm}$ 时，热扩散距离将是光学穿透深度的几倍，即热效应有可能对邻近组织造成损伤。最短的热弛豫时间为 1 微秒，当激光脉宽 $t<1$ 微秒时，在低重复频率工作通常不会造成热损伤。

水的热弛豫时间见图 1-10，细胞发生坏死的临界温度见图 1-11。

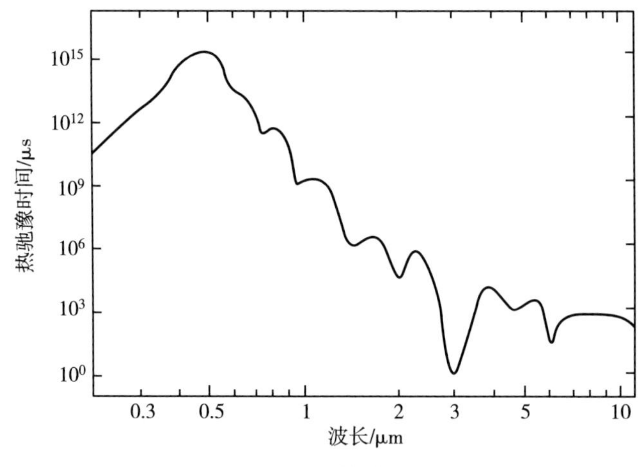

图 1-10　水的热弛豫时间

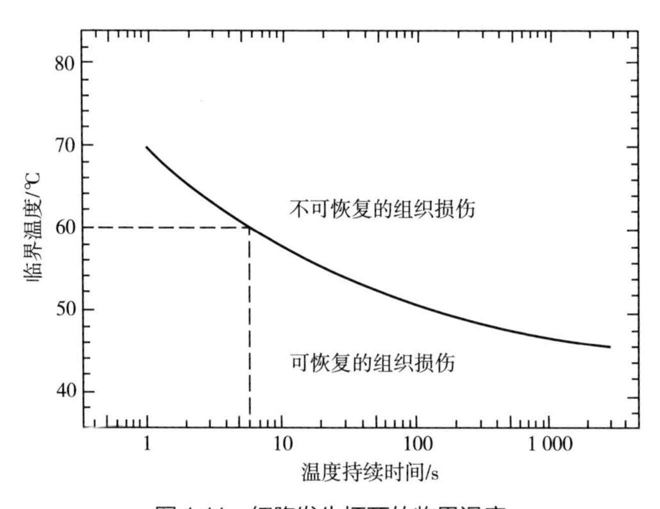

图 1-11　细胞发生坏死的临界温度

由图 1-11 可见，当温度为 60℃，持续时间至少为 6 秒时可以导致组织不可逆损伤。细胞坏死的临界温度是由曝光时间（脉冲宽度）决定的，随着曝光时间的缩短，临界温度会相应提高。

在激光应用中，我们只需要达到一种特殊效果。依据上述分析，根据所要达到的生物效应，合理选择所需要的激光参数（脉冲宽度、波长、能量、激光功率、重复频率等）是非常重要的，可有效地减少不可逆损伤的范围，曝光能量、曝光体积及曝光时间（脉冲宽度）综合起来可决定组织被损伤的程度。而每种热效应的部位和范围由激光曝光期间和曝光后本部位所达到的温度决定。

在 PLDD 术中，实际情况是激光与髓核的相互作用，光穿透深度与热穿透深度与水的数据存在差异，应根据实际情况进行修正。

七、PLDD 对激光器的要求

PLDD 追求微创伤，激光通过光纤传输到椎间盘内，因此，只能选择能通过光纤传输的激光。从表 1-5 可以看出，掺铒钇铝石榴石（Er：YAG）激光（波长 2 940nm）、CO_2 激光（波长 10 600nm）水的吸收系数极高，光穿透深度很浅，但没有合适的光纤可用，仅此一点就将其排除在外了。

PLDD 追求局限性汽化部分病变髓核组织，实现有效的减容减压，同时不能伤及周围的纤维环及神经，在纤维环及神经周围区域进行低温理疗，产生抗炎及热活化性反应。既要追求治疗的有效性，又要确保治疗的安全性。尽量减小凝结、碳化的区域，因为凝结、碳化引起不可恢复的损伤。若凝结区域过大，之后被组织吸收后将造成有益髓核的缺失，削弱了髓核的原始功能，有可能引起椎间隙变窄和脊柱失稳。

为了满足上述要求，选择激光器时，要依据光与生物组织的相互作用原理，既要考虑激光波长因素，它与水对光波的吸收系数相关，又要考虑影响热传导范围的时间因素，即曝光时间（脉冲宽度），它关系到热的穿透深度，还要考虑产生所需生物效应的功率密度和能量密度（能量、功率、脉冲宽度、光纤直径等），需要综合权衡。

在 PLDD 治疗中，激光的生物效应以热效应为主，髓核的含水量较大，在没有髓核吸收光谱数据的情况下，可选择水吸收系数较高的红外波段的激光器。按照生物组织对激光的选择性吸收特性，应选择吸收系数较高的激光，吸收系数高则光的穿透深度小，生热效率高，即汽化等量的髓核所需的激光能量较低，光损伤的区域较小。

为了有效避免因热传导而造成的邻近组织广泛凝结，需要激光具有较小的热穿透深度，这就要求激光具有较窄的脉冲宽度，只有脉冲激光才能较好地满足这一要求。选定了激光的波长和脉冲宽度之后，基本上就确定了热效应的表现。

为了尽量减小在汽化腔周围组织的热损伤，要控制组织达到的温度峰值和组织区域的加热速度，要求在汽化腔周围形成高的温度梯度，即温度在汽化腔周围快速衰减，由高温过渡到低温所需的距离较小，这就需要激光必须具有瞬间的汽化能力，即激光要具有高的峰值功率，同时需要有足够的散热时间，这只有高峰值功率的脉冲激光才能达到，依靠连续激光斩波获得的激光脉冲（如目前的半导体激光）不具备高峰值功率的特点，不能实现瞬间汽化。

用高峰值功率的脉冲激光汽化髓核时，脉冲持续时间内即可达到汽化温度，激光脉宽尽量缩窄以减轻对邻近组织造成不可恢复的热损伤，因脉冲持续时间很短，等下一个脉冲到来之前，有较长的时间降温，可使得周围的组织保持较低的温度。这就好比用一把烧红的烙铁去汽化生物组织，只要接触时间（作用时间）足够短，就会汽化有限的局部组织而邻近的组织完好无损。如用峰值功率低的激光去汽化，就需要有较长的热积累过程去升温，达到汽化所需的时间延长，热穿透深度随加热时间的加长而增大，长时间热传导会造成周围组织较大范围的坏死，继而引起一系列不良反应。这正如煮肉时的小火慢炖，火的热功率低，加热时间长，因为温度梯度小，温度变化慢，没有形成温度壁垒，外面熟的时候，内部也熟了。

可见，相对于连续及斩波脉冲的半导体激光器而言，高峰值功率、窄脉宽的脉冲 Nd：YAG 激光器更接近 PLDD 的要求。尽管水对 1 064nm 的激光的吸收系数是 800nm 的半导体激光的 30 倍，因其脉冲宽度（100 微秒量级）仍远大于 1 微秒，对邻近组织的热传导引起的温度升高依然是不可忽视的因素，应通过优化激光的工作参数，降低热损伤的范围。

目前，常见的医用激光传输光纤为 0°（平头）光纤，其出口的发散角由光纤的参数（数值孔径）决定，经光纤传出的光束在空气中的传播见图 1-12。激光束从 0°（平头）光纤输出后，在空气中传播时，激光从光纤出口向前传输，并呈喇叭口锥形散开。这种传播方式决定了激光进入组织内后，光纤出口的正前方为主要作用区域，产生热效应的范围呈橄榄球形，损伤范围较大。

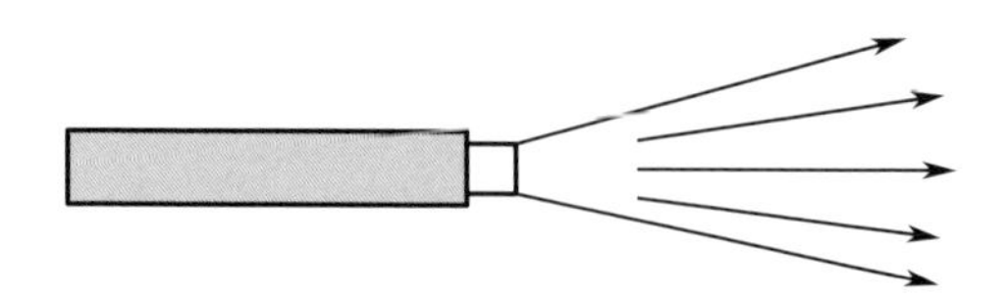

图 1-12　激光经 0° 光纤传输后在空气中的传播示意图

为了更加安全、有效地进行 PLDD，专用光纤几乎成了目前唯一的选择方案。专用光纤可把激光能量锁定在光纤末端很小的区域内，产生热效应的范围近似球形，损伤范围较小。可与高峰值功率的脉冲激光配合，在较低的平均功率下实现高效率瞬间汽化。实验数据表明，在合适的工作参数下，离开光纤末端 3mm 处的髓核温度已降至 42℃以下，可在距离突出部位较近的位置，局限性汽化小部分髓核，实现高效减容减压，既满足了治疗的安全性，又提高了治疗的有效性。

八、PLDD 中热效应的过程描述

由激光与生物组织的相互作用原理可知，在 PLDD 术中，热效应效果最终依赖于髓核组织的类型及其内部的温度，被加热髓核的凝结、汽化、碳化是在不同温度的区域内发生的，温度是一个决定性参数。

假如髓核对某种波长的光是完全“透明”的，即髓核对该光波不吸收，则不会产生热效应。波长的选择（吸收强度）和曝光时间（脉冲宽度）基本决定了热效应的表现。波长决定了光在髓核中的穿透深度，决定了光的作用范围；脉冲宽度决定了热在髓核中的穿透深度，决定了热的作用范围。至于是否导致光损伤和热损伤，则取决于该局部激光的强度和组织达到的温度，损伤程度还和作用时间有关。

在 PLDD 术中，髓核温度的升高是光能被髓核组织吸收后转换为动能的结果，热产生发生在激光的曝光时间内，连续激光在激光发射时间内，脉冲激光在脉冲持续时间（脉冲宽度）内。热效应的两个重要的参数是髓核组织能够达到温度峰值和组织区域的加热速度，在选定激光波长后，这两个参数取决于激光的能量密度和功率密度的量值，能量密度大的区域温度高，能量密度小的区域温度低。

激光经 0℃光纤传输后，能量密度和功率密度最高的部位在光纤出口处，激光经专用光纤传输后，能量密度和功率密度最高的部位出现在光纤末端。激光通过这两种光纤传输到髓核后，产生的热效应位置见图 1-13 和图 1-14。

相同参数的激光经不同直径的光纤传输后，在光纤出口处得到的能量密度和功率密度差距很大。如分别用直径 400μm 和 600μm 的 0℃光纤传输

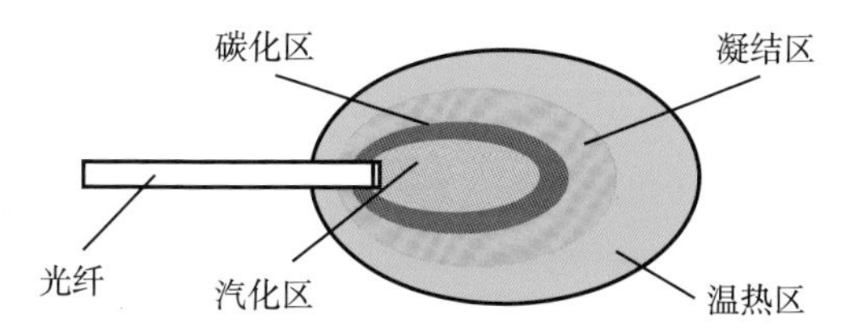

图 1-13　激光经 0°光纤传输后在髓核内产生的热效应位置示意图

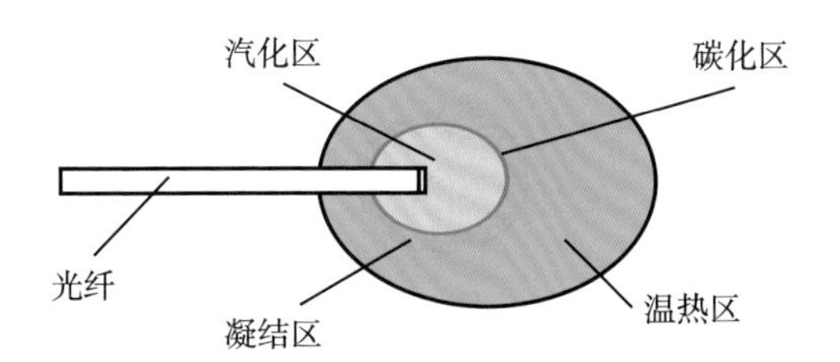

图 1-14 激光经专用光纤传输后在髓核内产生的热效应位置示意图

时,在光纤出口的能量密度和功率密度的量值前者是后者的 2.25 倍,意味着前者温度峰值和组织区域的加热速度是后者的 2.25 倍。

在光穿透深度范围内,髓核以吸收光能导致的温度升高为主,但随着离开光纤末端的距离增加,局部光能量密度快速下降,局部温度降低,组织间将形成温度差,髓核内的热传导也相伴而来,热从高温区域向低温区域扩散。

在 PLDD 术中,因激光的曝光时间远大于 1 微秒,热穿透深度会远大于光穿透深度,超出光穿透深度的相邻区域,其温度升高主要是由组织间的热传导引起的。热扩散是否会造成不可逆的热损伤,是由该区域内达到的温度及其持续时间决定的。脉冲激光的优点就是减小了因热传导造成的间接损伤。

临床中需要特别注意髓核中的含水量,含水量不同,得到相同的汽化腔所需的激光剂量不同。水在一定程度上限定了髓核内的温度。

在 1 个标准大气压下,水的沸点是 100℃,而且水分子的稳定性很好。1 064nm、980nm 及 810nm 激光的光子能量很低,不能打断水的分子键,水吸收的光能量将转化为热能。选择合适的激光工作参数,将在光纤出口的区域产生汽化,在出现组织碳化之前,因液态水的存在,该区域的组织温度将被限定在 100℃以下,水成了局部组织的冷却液。随着汽化腔的形成,局部水量减少,细胞脱水,以及光纤末端被组织附着污染,光纤末端也会因被污染吸收激光导致其温度快速升高,其周围的温度会超过组织的碳化温度,继续发射激光会引起碳化组织的燃烧,有可能伤及终软骨终板及周围神经。因此,若闻到光纤上有焦煳味时,应终止激光的发射。一定要将激光的使用量控制在安全剂量以下,以防非预期的组织及神经损伤。

对于脉冲激光而言,因激光的峰值功率高,能使组织瞬间汽化,导致组织的剧烈振动,振动和激光脉冲的发射同步,伴随产生一过性的间盘内压力增大,出现不可忽视的机械效应。

髓核组织内的温度分布,距离光纤出口的距离越远,温度越低。

九、激光的安全防护

激光的安全防护,主要涉及对眼睛和皮肤的防护,而对眼睛的防护是重中之重。

手术室要照明良好，这样会使瞳孔缩小，减少对眼睛的伤害。用于PLDD术的激光器均为Ⅳ类激光器，若光纤末端在空气中而激光意外发射时，能造成眼损伤的距离范围都超过了手术室的长度，所以在手术室内包括患者在内的所有人员都需要佩戴专用激光防护镜。

对皮肤而言，红外激光只会造成皮肤的热损伤，PLDD术中所用光纤的数值孔径约为0.22mm，发散角为12.7°，只要皮肤适当遮盖，离开一定距离后，就基本不会对皮肤造成伤害。

激光能量是通过光纤全内反射传输到间盘内的，光纤的破损、折断、拉断是需要特别注意的安全隐患，这将会造成激光的意外泄露。所以发射激光前，必须用瞄准光对光纤状况进行查验，确认完好后方可使用。

提高安全意识，将光纤出口视为"枪口"，光纤出口一定不能对着人。

脚踏开关是控制激光发射的装置，一定要避免误踏，不需要发射激光时，一定要将脚移开，并将脚踏开关置于安全位置。

在非治疗期间，应将激光器置于待机状态。

一定要认真阅读使用说明书，严格遵守操作规程，确保激光的安全使用。

（郝英杰 张彤童 任龙喜）

第二节 PLDD基础研究

一、PLDD对椎间盘压力的影响

许多研究聚焦于汽化对椎间盘内压力的影响，这些研究表明，椎间盘特征性地表现为一个封闭的液压系统，也就是说通过激光汽化导致椎间盘容量的轻微的减少就可以使椎间盘内的压力产生很明显的变化。Choy等[6]经研究证实激光消融很小量的椎间盘组织后也可以使椎间盘压力明显下降。

椎间盘髓核的压力/容量比率及由髓核容量变化导致的压力变化已经在新鲜人类尸体椎间盘上进行了研究。在施加或者不施加垂直压力的条件下，通过注射生理盐水使椎间盘内容积逐渐增加，同时记录椎间盘内的压力。实验表明随着髓核容积的增加，髓核内的压力也呈线性增加（r=0.96）。这些数据说明在压力和容量之间存在很强的线性关系，而且表明被相对无弹性的纤维环和坚硬的椎体终板环绕的髓核，具有密闭的水压空间的特性，其容积的轻度增加常可以导致压力的巨大变化。Choy等[6]在新鲜尸体（死后24小时内）椎间盘上的研究证实，在将盐水泵入椎间盘内时，每1ml容积的改变可以导致312kPa的压力变化。同时也证实激光汽化后椎间盘内压力明显下降。Yonezawa 等[7]报道在家兔接受 1 064nm Nd: YAG 激光治疗后，可以使由垂直负荷导致的椎间盘压力明显下降，在激光消融很小量的椎间盘组织后也可以使椎间盘压力明显下降。Choy 等[6]报道在接受 Nd: YAG 激光（波长为 1 320nm）治疗后可使椎间盘内压力下降 50% 以上。他们将人类椎间盘固定在一个系统中维持垂直位置，然后将一换能器置入人类椎间盘的髓核内，持续测量加载负荷前后椎间盘内的压力及治疗前后的压力。对照组接受同样的操作但是不发射激光。在加载负荷后压力由最初的（1 175 ± 473）mmHg（1mmHg=0.133kPa）增加至（2 419 ± 589）mmHg，在接受治疗后又降至（1 075 ± 484）mmHg，压力减少（1 344 ± 601）mmHg（56%）。在对照组没有变化产生。Kambin[8]曾对 10 例患者椎间盘的压力进行测量，发现 PLDD 术后，椎间盘内压力由术前 24.07kPa 下降至术后 2.58kPa。Nerubay 等[9]测量 10 只犬的 20 个椎间盘行 PLDD 前后的椎间盘内压力，发现所有病例椎间盘内压力均有下降，$L_{2/3}$ 下降幅度为 10%~55%，$L_{4/5}$ 椎间盘下降幅度为 40%~69%。齐强等[10]通过动物实验证实激光汽化后椎间盘内压力下降了 50%。

髓核组织的含水量为 50%~89%，而且随着年龄的变化而变化。椎间盘内的含水量影响激光的汽化效果。Chen 等[11]在三具人类尸体标本上对减压前后椎间盘内的压力进行了测定，健康椎间盘（年龄为 45 岁）内压力下降 100%，然而在退行性变的椎间盘内（年龄为 81 岁和 77 岁）压力仅分别下降了 5.8% 和 3.66%，证明了椎间盘减压可以显著降低未发生退行性变的椎间盘内的压力。椎间盘内减压作用主要依赖于脊柱退行性变的程度。老年人腰椎间盘发生许多病理变化。首先，腰椎老化导致本来富有弹性的椎间盘脱水、纤维化。其次，健康的椎间盘有一个柔软含水的中央区可以分布压力，而退行性变的椎间盘仅有一个小的流体静力区域表现为高压。考虑到老年人腰椎间盘的退行性变程度相对严重，而且椎间盘内的含水量较年轻患者要少，故可能是脱水纤维化的椎间盘特性阻止了术后压力的降低。

二、PLDD 对椎间盘周围温度的影响

PLDD 术中的温度变化及对周围组织的影响，一直是临床上关注的焦点。许多临床医生之所以对 PLDD 持怀疑态度，主要是担心 PLDD 过程中温度的升高对周围组织造成的热损伤问题。为此许多学者对 PLDD 术中椎间盘周围组织的温度进行了实时测量，结果是只要设定的参数合适，PLDD 操作是安全的。

Choy 等[12]应用波长为 1 064nm 的 Nd: YAG 激光在牛的脊柱上进行热

损伤实验，电热偶放置在纤维尖端前方 1.0cm 处、激光侧方神经根孔处，椎管前壁。从后侧方置入光导纤维和穿刺针，针头刚刚跨过纤维环。发射 20J 的能量时温度并没有超过 2℃，刚好在安全范围内。Choy 等[13]对 13 只杂种犬进行了活体实验，以 20W/s，间歇 5 秒的功率对每个椎间盘发射 1 000J 能量。只有一只犬出现跛行。术后 2 周对所有实验动物安乐死后进行尸检，肉眼观察没有发现椎间盘外组织的损伤。与上述结果类似，池永龙等[14]应用半导体激光汽化新鲜人类颈椎标本，激光汽化椎间盘过程中，椎间盘前缘、后缘和椎间孔内壁温度变化小，均在 2℃以内（表 1-8），表明在设定的能量参数范围内进行激光辐射汽化是安全的。

表 1-8　椎间盘汽化过程中汽化腔截面积及不同能量、不同部位的温度变化

单位：℃

组别	椎间盘前缘	椎间盘后缘	椎间孔内壁
400J	1.02 ± 0.22	0.82 ± 0.14	0.92 ± 0.27
600J	1.28 ± 0.24	1.16 ± 0.17	1.19 ± 0.20
800J	1.46 ± 0.36	1.38 ± 0.34	1.31 ± 0.28
1 000J	1.87 ± 0.57	1.66 ± 0.55	1.63 ± 0.51

注：表中数据以均数 ± 标准差表示。

为了确定不同参数对 PLDD 术中温度的影响，王义清等[15]对应用半导体激光汽化颈椎间盘时的温度变化进行了研究。将针式温度计置于后纵韧带与硬脊膜之间即可反映脊髓的温度，在椎间孔处即可反映神经根的温度。在激光消融过程中，两处的温度变化基本相同，即激光输出时，周围温度迅速升高，在间隔期内逐渐降低；但降低的速度较升高时慢，即在输出间隔时间为 1 秒时，周围组织温度虽然有所下降，但未降至正常；激光输出 4~5 次（连续脉冲输出 9 秒时）后，后纵韧带与硬脊膜之间及椎间孔处的温度累积升高已超过 40℃；随着激光的继续输出，周围组织温度也不断累积升高，连续脉冲输出 11 秒时，后纵韧带与硬脊膜之间及椎间孔处的温度可达 41℃。而当输出间隔时间为 5 秒时，在 5 秒间隔期间周围组织温度逐渐降低至正常，本实验中脊髓和神经根处温度始终低于 40℃，这样就确保了在激光输出间隔为 5 秒时整个消融过程的安全性。

为了减少 PLDD 术中可能存在的积累性热损伤问题，游箭等[16]应用持续负压吸引的方法来降低 PLDD 术中的温度。他们对常规 PLDD 和应用持续负压吸引的 PLDD 进行了比较，术中动态观测温度发现：常规组犬术中椎体周围温度呈锯齿状升高趋势，其间有较大幅度的温度骤升现象，总体平均值

为 5.63℃，最大温度变化值为 12.1℃（局部温度为 49.5℃）；抽吸组温度变化较小，在 3.2℃以内。实验表明，PLDD 术中，常规方法治疗可能引起较大温度波动，最高温度超过 40℃，但低于 50℃，可导致组织的可逆性损伤，不会造成不可逆损伤；持续负压抽吸方法治疗，手术中温度变化较小，最大温度差仅为 3.2℃，不会引起组织的损伤（表 1-9）。

表 1-9 不同能量时各部位术中温度差结果　　单位：℃

部位	300J		500J		700J	
	常规组	抽吸组	常规组	抽吸组	常规组	抽吸组
椎体后缘	7.92±3.06	2.30±0.59①	8.07±3.32	2.35±0.51①	7.93±2.08	2.40±0.50①
椎体前缘	4.00±0.82	1.97±0.23①	4.03±0.88	2.13±0.22①	4.17±1.68	2.22±0.18①
椎间孔处	5.07±2.39	2.03±0.30①	5.25±1.93	2.12±0.20①	5.37±2.03	2.17±0.19①
进针道椎体旁	5.53±2.27	2.13±0.19①	5.30±2.46	2.30±0.19①	5.65±2.26	2.33±0.29①

注：表中数据以均数 ± 标准差表示。
①组间相同部位比较，$P<0.01$。

任龙喜等[17]应用 Nd：YAG 激光与 980nm 半导体激光对山羊椎间盘髓核组织进行激光照射实验，结果显示，照射过程中椎间盘前缘、后缘、椎间孔内侧壁的温度变化值随激光能量的增加而升高。当能量达到 1 000J 时，Nd：YAG 激光照射下椎间盘周围最大温度变化幅度小于 10℃，980nm 半导体激光小于 12℃，温度的最高值在安全范围之内。故研究者认为 PLDD 手术用于临床是安全的。

为了降低激光汽化髓核组织需要的能量，有研究者尝试将染色剂注入髓核内增加激光的消融率。Sato 等[18]将吲哚菁绿（indocyanine green，ICG）染料注入髓核，然后应用波长为 805nm 的二极管激光对髓核组织进行汽化，结果只有 ICG 染色的髓核组织被切除。结果表明联合应用 ICG 和二极管激光照射可在低激光功率下有效地、有选择性地消融髓核组织。

三、PLDD 术后椎间盘组织的病理学变化

关于 PLDD 术后的病理变化，国内外在人类尸体及动物标本上进行了许多相关的实验，应用的激光类型、能量设置均不相同，得到的结果也有很大的差异。他们对 PLDD 术后不同时期椎间盘内的组织学变化做了比较。

Choy 等[19]发现激光照射后在椎间盘形成 2mm×（5~6）mm 椭圆形空腔。纤维镜切片发现空洞周围被薄层碳化组织包绕，其外侧为蛋白质变性

带,其中含有水蒸气形成的空泡。Yonezawa 等[20]发现家兔接受激光照射后产生的组织学变化表现如下:1~7 日,髓核组织汽化及中央空腔形成;3~4 周,软骨细胞及纤维组织增殖;术后 8 周,纤维软骨组织几乎完全代替髓核组织。Nerubay 等[9]应用 CO_2 激光对 10 只犬进行经皮髓核溶解的实验研究,术后发现:大体观察,由于汽化作用,在所有标本中都可以发现髓核内的一个缺损,空腔直径为 6~10mm。另外,在 8 个椎间隙内发现了邻近椎体的热损伤。组织学观察发现所有椎间盘内髓核组织均有汽化,并形成一个空腔,在 8 个椎间盘内,空腔的周围可以发现热退变现象及椎体终板的热损伤现象。

在国内许多学者对此也做了研究。齐强等[10]使用波长 1 060nm Nd:YAG 激光,对 12 只成年杂种犬经腹腔进行了椎间盘($L_{3\sim6}$)的汽化研究,观察 PLDD 术后不同时期椎间盘的组织学形态的变化。研究发现:在大体标本上,可见被激光辐射过的椎间盘前缘表面存在碳化的痕迹;除即刻及 2 周组外,余各组原纤维环激光孔道已完全闭合。光镜下,三种激光辐射能量间的组织学改变无明显差别;但在术后不同观察时间的组间,存在着不同的组织学表现。术后即刻:椎间盘中央呈无任何组织及细胞存在的空腔,腔内散在少量碳化颗粒;空腔边缘可见纤维环、软骨终板及部分椎体松质骨断面。术后 2 周:空腔与周边组织间的界面清楚,但腔内可见纤维细胞及成纤维细胞分布在新生的毛细血管周围;整个组织结构比较疏松,仍可见少许碳化颗粒。术后 4 周:空腔被肉芽组织及纤维组织所填充,以后者为主。术后 8 周:空腔内纤维组织更加致密。术后 12 周:空腔的边界变得不甚清楚,腔内为软骨组织,碳化颗粒近乎消失;并见外层纤维环的纤维细胞向软骨细胞转化的征象。术后 40 周:空腔的边界已不易辨认,空腔完全被致密的软骨组织所填充,碳化颗粒不复存在。王义清等[15]采用波长 810nm 的 Diomed 半导体二极管激光治疗仪(英国 Diomed 半导体激光公司),对 10 只健康成年犬的 $C_{3/4}$、$C_{4/5}$ 椎间盘行激光髓核消融术。他们发现:术后立即处死犬取大体标本观察,显示髓核内有碳化组织碎片并出现椭圆形空洞,空洞长轴直径 5~6mm,短轴直径 2~4mm。组织切片显示髓核组织出现空洞和热变性。2 周后处死犬的大体标本示碳化组织碎片减少、空洞消失,组织切片显示软骨细胞和纤维细胞开始增生。4 周后处死犬的大体标本与 2 周相似,组织切片显示软骨纤维组织基本替代髓核组织。董生等[21]利用动物实验的方法研究了 PLDD 术后不同时间椎间盘组织的病理变化,其结果为:1~2 周,髓核呈无结构状或见到碳化颗粒,周围组织呈凝固性坏死;4 周后,可见软骨细胞和纤维组织开始增生。其 MRI 变化可分为三层结构:①中间无信号的气腔;②再外围(包围气腔的组织)的凝固性坏死;③最外层的高信号区域是间质水肿。

人类椎间盘研究方面，池永龙等[14]应用半导体激光在7具新鲜人颈椎标本，使用4组不同能量对椎间盘进行汽化，测量汽化后组织学变化和汽化腔的面积。他们发现椎间盘汽化腔截面积随能量的增加而增加。在大体标本上，激光辐射后的椎间盘前缘表面及穿刺孔未见碳化痕迹，椎间盘中央可见空腔形成，空腔壁上有碳化组织。光镜下可见椎间盘中央无任何组织和细胞，腔内散在少量碳化颗粒，汽化的空腔基本局限在髓核内，空腔与周边界限较清楚，其边缘纤维环、软骨终板未见明显破坏。

Yonezawa等[20]、Quigley等[22]、Nerubay等[9]分别研究了兔、猪和犬PLDD术后的椎间盘组织在不同时期的变化：1~7日时，髓核局部产热变性和气腔形成，周围组织碳化；3~4周时，可见软骨细胞和纤维组织开始增生；8周时，则可见髓核几乎全部被纤维组织所代替或可见到骨性增生。这些变化与常规椎间盘切除术、化学溶核术后组织变化是一致的。激光汽化后的产物是水蒸气、二氧化碳、碳化的组织碎片，一般不会引起组织的化学改变。Nerubay等[9]观察到用CO_2激光，能量300J的激光影响到椎体的上下边缘，临床意义尚不清楚，但坏死骨很快修复而不影响椎体面的结构。

有实验对椎间盘周围组织进行取材病理观察，发现术后不同时期，穿刺侧皮下组织、椎间孔周围组织、脊髓等结构可以在短期内发生一系列变化[22]。穿刺侧皮下组织出血、水肿及肌肉组织的变性反应，说明手术本身对机体存在一定的损伤，严重者可发生血肿。这些病理改变，可能导致临床上患者术后的腰部胀痛不适改变，如何减轻手术中操作的损伤及减轻术后并发症，是我们以后临床上必须认真面对的课题。椎间孔周围组织于术后不同时期可发生水肿变性及小片状坏死，神经根及脊髓可见轻度的水肿表现，说明PLDD可能导致椎间盘周围组织的损伤，尽管这种损伤是可逆的，但可能导致临床上出现下肢疼痛不适、麻木等症状。

有实验研究表明，椎间盘在半导体激光辐射后即刻呈现局部空腔形成，提示半导体激光可汽化椎间盘，半导体激光穿透深度为1~2mm，对周围组织十分安全。通过使用适当的激光能量参数，半导体激光汽化减压，大体和光镜下观察到空腔与周边组织的界限较清楚，其边缘的纤维环、软骨终板未见明显损伤，表明在该范围内的能量是安全的[14]。动物实验报道随着时间的延长，汽化的髓核逐渐被肉芽组织、纤维组织修复，最后被软骨组织替代[7]。有学者报道可有新骨形成，可见椎间盘被激光汽化后修复是满意的[10]。Choy[23]强调穿刺针必须从上下终板中间置入髓核圆心，且平行于椎间盘轴，否则会引起纤维环、软骨终板出现碳化而被破坏，但髓核组织汽化不佳。

PLDD术后椎间盘组织学变化与常规椎间盘切除术、化学溶核术后组织变化是一致的（表1-10）。

表 1-10　PLDD 术后间盘组织学变化

术后时间	病理变化
即刻	汽化部呈空腔，散在少量碳化颗粒
2 周	空腔周围可见碳化颗粒[9]；腔内新生毛细血管周有纤维细胞及成纤维细胞[10]；纤维细胞和软骨细胞开始增生[15]
4 周	肉芽组织、纤维组织（为主）填充空腔[10]；消融髓核组织被软骨组织替代[15]
6~8 周	纤维组织更加致密[10]
12 周	腔界不甚清楚，腔内软骨组织，碳化颗粒几乎消失
40 周	腔界不易辨认，腔内致密软骨组织，碳化颗粒消失

注：PLDD，经皮激光椎间盘减压术。

四、PLDD 对脊柱稳定性的影响

据报道，椎间盘在外加载荷下，髓核承受压应力是外加载荷的 1.5 倍，而纤维环的压应力为外加载荷的 0.5 倍，后部纤维环主要承受拉张应力，为外加载荷的 4~5 倍，可见髓核是保证间盘抗压的重要条件，而纤维环是抗剪切载荷的重要条件[24]。PLDD 术后椎间盘内髓核组织汽化、凝固、碳化，体积缩小，有效降低病损椎间盘内压力，可达 50% 以上[6]。既往离体研究也发现髓核汽化面积随激光能量增加而增大，但一般均局限在髓核内，不会造成纤维环的损伤，因此对椎间盘压缩刚度有一定影响，而对剪切刚度影响不大[25]。朱杰诚等[26]对 28 例颈椎间盘突出症患者行 PLDD，术后 3 个月行颈椎正侧位、过伸、过屈位 X 线复查并与术前进行比较，发现除 4 例患者颈椎间隙有轻微变窄外，没有发现椎体侧向移位、成角或颈椎生理弯曲改变等异常现象。

池永龙等[14]应用半导体激光汽化新鲜人类颈椎标本。汽化前后刚度差异有统计学意义（$P<0.05$），不同能量辐射后刚度变化组间差别无统计学意义（$P>0.05$）（表 1-11）。

表 1-11　颈椎间盘汽化前后刚度变化

	汽化能量 /J	平均压缩刚度 /（$mN \cdot m^{-1}$）	平均拉伸刚度 /（$mN \cdot m^{-1}$）
汽化前		0.455	0.324
汽化后	400	0.323	0.244
	600	0.328	0.253
	800	0.342	0.241
	1 000	0.315	0.241

屠冠军等[27]对 40 例患者 PLDD 术后 3~6 年随访脊柱稳定性分析发现，患者无腰背痛，X 线检查无脊柱不稳定（无牵张性骨刺，椎间隙无狭窄，前屈、后伸位片椎体间相对位移超过 3mm，成角超过 10°）。

刘建英等[28]对 72 例 PLDD 术后 3~28 个月的颈椎病患者进行了手术前后颈椎稳定性的比较，发现均无颈椎不稳定发生，颈椎稳定性手术前后差异无统计学意义（P>0.05）。

朱杰诚等[26]观察了 28 例椎间盘突出症患者行 PLDD 手术治疗前及术后 6 个月手术椎间盘相邻椎体前后横向位移及成角情况。结果：过屈位、过伸位手术前后手术椎间盘相邻椎体的位移差异无统计学意义（t 0.811 7~0.827 2，P>0.05）；其相邻椎体角度大小差异无统计学意义（t 0.768 7~0.827 1，P>0.05）。

任龙喜等[29]将 40 个新鲜羊腰椎标本分成 5 组：A 组（空白对照组）、B 组（PLDD 实验组）、C 组（单节段实验组）、D 组（间隔双节段组）和 E 组（三节段实验组）。应用 980nm 半导体激光器（CeralasD 15 型，德国 CeramOptec 公司）行 PLDD。参数设定为脉冲式发射，功率 10W，发射时间为 1.0 秒，间隔时间 0.5 秒，激光照射总能量为 500J/ 椎间盘。生物力学测试仪为长春市朝阳试验仪器有限公司生产的 WDW-5 型微机控制电子万能试验机，其控制系统为德国 DOLI 公司生产的 EDC 全数字伺服测控器。在控制器上设置为固定载荷 0.05mm/s 速率控制，生物力学试验机加载头以该速率自动匀速运行。对标本进行轴向拉伸试验、压缩试验（轴向加压、前方加压、后方加压、左侧加压和右侧加压），记录开始加压到分别加载至 10N、20N、30N、40N、50N、60N、70N、80N、90N 和 100N 时标本的位移。采用 SPSS10.0 软件对实验数据进行统计学处理，均经方差齐性检验后采用单因素的方差分析进行统计分析，以 P<0.05 为差异有统计学意义。

各组标本试验结果和统计学分析结果显示，PLDD 无论一次汽化 1 个节段、2 个节段或 3 个节段均不会影响脊柱的稳定性（表 1-12）。

一般而言，PLDD 术后组织形态修复情况、生物力学变化及近、远期临床疗效观察可以系统而又连续地反映出脊柱经该治疗方法作用后的演变过程。组织学研究主要分为大体标本观察与显微镜下观察两大类。黄其杉等[25]及游箭等[16]通过应用半导体激光器对离体标本行 PLDD，发现术后椎间盘中央可见汽化腔形成，腔壁上有碳化组织，椎间盘前缘表面及穿刺孔未见碳化痕迹及汽化腔形成；光镜下可见椎间盘中央无任何组织和细胞，腔内有少量散在碳化颗粒，汽化的空腔大部分局限在髓核内，汽化腔与周边界限较清楚，其边缘纤维环、软骨终板无明显破坏。术后即刻将标本放置于 CTM1404 试验机上进行压缩、拉伸刚度测定，发现汽化后压缩、拉伸刚度降低，而不同能量组

表 1-12　空白组与实验组不同加载力时的标本位移　　单位：mm

组别	加载力	轴向拉伸	轴向压缩	前方加压	后方加压	左侧弯	右侧弯
A 组	20N	0.64±0.38	0.58±0.25	1.05±0.42	0.80±0.28	1.00±0.52	0.78±0.27
	40N	2.02±0.99	0.97±0.31	2.16±0.76	1.64±0.63	2.00±0.77	1.52±0.47
	60N	3.13±1.25	1.21±0.40	3.10±1.04	2.34±0.90	2.73±0.81	2.19±0.62
	80N	3.90±1.29	1.45±0.42	4.00±1.30	2.95±1.12	3.41±0.95	2.83±0.80
	100N	4.40±1.34	1.62±0.47	4.88±1.37	3.55±1.34	4.09±1.13	3.38±0.96
B 组	20N	0.68±0.47	0.55±0.33	0.79±0.31	0.43±0.21	0.85±0.40	0.54±0.28
	40N	1.39±0.74	0.85±0.53	1.61±0.59	0.97±0.47	1.60±0.65	1.07±0.47
	60N	2.13±0.74	1.12±0.70	2.34±0.81	1.53±0.72	2.18±0.81	1.57±0.60
	80N	2.63±0.88	1.28±0.75	3.05±1.00	2.05±0.95	2.70±0.95	2.09±0.73
	100N	3.01±0.95	1.44±0.79	3.66±1.17	2.55±1.14	3.19±1.08	2.55±0.83
C 组	20N	0.17±0.11	0.19±0.14	0.30±0.15	0.37±0.23	0.44±0.38	0.70±0.55
	40N	0.60±0.46	0.39±0.14	0.65±0.27	0.75±0.38	0.86±0.56	1.24±0.87
	60N	0.95±0.62	0.53±0.17	0.98±0.36	1.10±0.51	1.22±0.66	1.61±1.05
	80N	1.25±0.69	0.66±0.19	1.28±0.43	1.42±0.64	1.55±0.75	1.94±1.22
	100N	1.57±0.73	0.83±0.15	1.58±0.40	1.71±0.74	1.83±0.83	2.23±1.38
D 组	20N	0.19±0.12	0.23±0.24	0.51±0.39	0.47±0.33	0.49±0.28	0.63±0.40
	40N	0.43±0.20	0.53±0.38	0.85±0.40	0.88±0.50	0.91±0.38	1.08±0.64
	60N	0.73±0.34	0.68±0.42	1.16±0.39	1.20±0.61	1.29±0.46	1.48±0.87
	80N	1.01±0.38	0.90±0.35	1.44±0.38	1.47±0.70	1.64±0.54	1.87±1.18
	100N	1.31±0.41	1.01±0.37	1.71±0.37	1.71±0.75	2.01±0.73	2.14±1.30
E 组	20N	0.23±0.18	0.19±0.18	0.23±0.08	0.34±0.22	0.43±0.27	0.57±0.48
	40N	0.54±0.38	0.49±0.31	0.52±0.17	0.72±0.46	0.92±0.54	1.02±0.71
	60N	0.92±0.45	0.61±0.34	0.83±0.28	1.01±0.58	1.31±0.67	1.36±0.85
	80N	1.30±0.49	0.76±0.39	1.13±0.38	1.27±0.67	1.66±0.74	1.66±0.98
	100N	1.51±0.50	0.89±0.45	1.42±0.47	1.51±0.74	1.98±0.82	1.95±1.12

注：表中数据以均数 ± 标准差表示。A 组与 B 组比较，$P>0.05$；C 组、D 组和 E 组比较，$P>0.05$。

间比较刚度差异无统计学意义。林焱等[30]通过类似实验发现减压术后压缩刚度较术前减少，但不同能量组间汽化后压缩刚度差异无统计学意义；剪切刚度较术前无明显变化，不同能量组间汽化后剪切刚度无差异。但

PLDD术后不同时期的连续系列生物力学研究目前比较欠缺。任龙喜等[29]的研究结果与前人基本相同，重点研究了激光总能量为500J时空白组与实验组的轴向拉伸、轴向压缩、前压试验、后压试验、左侧弯及右侧弯试验过程中标本位移与负荷加载力的关系，发现PLDD对山羊腰椎脊柱的生物力学指标并无影响，且进一步通过实验证实了单节段、双节段及三节段间标本生物力学指标也没有差别。Choy等[6]在研究中也测量了汽化腔面积与椎间盘面积的关系，前者约为后者的1/%，故PLDD对标本造成的影响很小，几乎可以忽略不计。

动物实验表明：PLDD术后2周时汽化的髓核逐渐被肉芽组织填充，4周时被肉芽组织及纤维组织修复，12周后被软骨组织替代，也有学者报道可有新骨形成[10]。Yonezawa等[20]对家兔行PLDD术后的组织病理学研究显示，经过8周髓核中央的汽化腔几乎完全被纤维软骨组织替代。可见椎间盘被激光汽化后汽化腔会逐步修复，椎间盘生物力学指标也会逐渐恢复。

五、PLDD治疗颈、腰椎病的机制

1. **椎间盘减压** 叶晓健等[31]在进行颈椎间盘压力测定后发现，椎间盘突出后其内压力明显升高，压迫刺激邻近的神经末梢及神经根，产生相应临床症状。PLDD即在X线透视或CT导引下，经皮穿刺将导针穿入椎间盘髓核内，并导入光导纤维，输送激光，利用激光的消融能力汽化一定量的髓核组织，使其空洞化，降低椎间盘内压力，突出的椎间盘回缩消除或减轻对神经根的压迫从而消除疼痛症状，而且只要汽化少量髓核组织，即能产生较大的压力改变。Choy等[6]通过动物实验研究证实激光汽化后椎间盘内压力可降低50%以上。Kambin[8]曾对10例患者椎间盘的压力进行测量，发现PLDD术后，椎间盘内压力由术前24.07kPa下降至术后2.58kPa。Nerubay等[9]测量10只犬20个椎间盘行PLDD前后的椎间盘内压力，发现所有病例椎间盘内压力均有下降，$L_{2/3}$椎间盘内压力下降幅度为10%~55%，$L_{4/5}$椎间盘下降幅度为40%~69%。齐强等[10]通过动物实验证实激光汽化后椎间盘内压力下降了50%。激光热量使髓核蒸发形成空腔，热变使组织回缩，间盘内压力降低，间接解除神经根压迫，使神经根症状缓解。这是临床应用PLDD治疗椎间盘突出症的基本依据。

2. **炎症因子消减** 当前炎症介质和细胞因子刺激引起疼痛已经被大多数学者认可。Saal等[32]测定了5例经手术证实的椎间盘突出症患者的髓核组织中的磷脂酶A2（PLA2），其活性是血浆水平的10 000倍，说明突出的椎间盘组织中确实有PLA2化学炎症介质的变化存在。吴闻文等[33]对腰椎间盘组织中PLA2也做了大量研究，结果表明腰椎间盘突出症患者髓核内 PLA2 含量明显升高，且与腰腿痛程度和直腿抬高试验阳性方面有着正相关。Iwatsuki 等[34]通过测定动物髓核激光照射前后神经传导速度（NCV）和前列腺素 E2（PGE2）、PLA2 含量发现：激光照射组的神经传导速度明显比无激光照射组快，激光照射后化学因子含量明显降低，从而得出结论：PLDD 有效的机制之一为通过激光照射在椎间盘内行蛋白调整以降低其化学因子含量。Cunha 等[35]通过动物实验证明白细胞介素（IL）-1、IL-6、肿瘤坏死因子（TNF）等炎症因子可以引发神经根痛觉过敏，且疼痛程度与因子浓度呈正相关。Wehling 等[36]在动物实验中发现应用 IL-1 受体拮抗剂可以改善鼠试验性脊神经根炎的神经电生理学异常。根据患者术后腰腿痛程度降低和直腿抬高增强，可以推测髓核内炎症因子含量可能有所下降。

3. **神经根内血流恢复**　机械压迫导致的神经根缺血和随之而来的化学炎症反应被认为是腰椎间盘突出症导致的坐骨神经痛及其他临床症状的重要原因。Yabuki 等[37]报道将 Sprague-Dawley 大鼠髓核暴露于神经根后，增加了神经内膜内液压，并减少了背根神经节的血流速度。经髓核处理的动物中，所有神经根和许多背根神经节的主要病理变化是水肿。随后又报道髓核暴露于神经根后不仅引起相应背根神经节血流速度的减缓，而且还会使同侧后肢的血流速度减缓。另有学者报道腰椎间盘突出症的患者术后疼痛的迅速缓解和神经功能的恢复是椎间盘切除术后神经根缺血迅速恢复的结果，而且神经根机械受压导致的缺血是产生坐骨神经和神经功能缺陷的主要的机制[38]。杨礼庆等[39]应用激光多普勒血流计（LDF）测定腰椎间盘突出症的椎间盘切除前后神经根血流变化，得出结论：椎间盘切除前后，血灌流量明显改变，说明在椎间盘突出压迫时神经根是处于缺血状态的；椎间盘切除后，随着神经根血流的增加，坐骨神经痛、麻木及神经功能障碍一般会立即改善，血流的增加与疼痛和麻木的缓解成正比。

此外，付爱军等[40]指出激光与组织接触所产生的机体反应层最外层为40℃以下的光生物学的活性化反应（photobio activative reaction，PAR）层，其主要作用为温热效果、血管扩张、疼痛物质的减少、自主神经功能正常化、免疫功能提高等，这些作用共同达到消炎止痛，改善微环境，维持机体的正常状态。Hellinger[41]指出用 Nd：YAG 激光治疗仪行 PLDD 术后，可增加脑脊液及静脉循环量（腰部 80%，颈部 86.5%，胸部 98%）。

Davis[42]认为激光椎间盘切除术后存在椎间隙狭窄的可能，而椎间盘突出处的椎间隙狭窄缩短了神经根经过的通道，缓解了因椎间盘突出导致的神经根受压的张力，起到消除神经症状的作用。

杨军等[43]认为 PLDD 术式是在椎间盘的侧后方开一个小孔，人为改变突出髓核的方向，减少了髓核向后方突出的可能性。

本团队通过大量临床研究认为激光汽化髓核组织过程中所产生的轻微振动可能会对神经根产生类似按摩的"内理疗"作用。

关于激光治疗椎间盘突出症的机制尚需进一步更深入的生物力学研究和临床验证。

六、PLDD 常用激光的选择原则

激光的种类很多,但并不是每种激光都适用于 PLDD,如 CO_2 激光可被水强吸收,但其很难被光纤传输。由此可见,PLDD 对激光存在一定选择性:一般而言,激光波长越长,组织吸收率越大,在纯水中衰减越快,传播距离越短;相反,激光波长越短,在纯水中吸收率越小,衰减越慢,传播距离越长。PLDD 对激光的选择与椎间盘的结构特性及激光的生物学热效应、安全性有关。一般遵循如下原则:激光能被髓核吸收并且有很好的汽化率,激光在髓核内的衰减距离应很小,激光穿透深度浅,激光能够被光导纤维导入。

1. **椎间盘的结构特性**　椎间盘是由上、下软骨板,中心的髓核及四周的纤维环构成。软骨板是厚约 1mm 的透明软骨,连接于椎体与椎间盘之间。有较多微孔,为椎间盘内水分、营养物质和代谢产物交换通道。髓核为胶冻状胶原物质,包含软骨细胞和胶原纤维网结构,髓核含水量约 80%,并有丰富的蛋白黏多糖,故具弹性和膨胀性。纤维环由胶原纤维和纤维软骨组成,横断面上呈环形层状排列,前方及两侧较厚,后外侧薄,共约 12 层。各层纤维环由粗大胶原纤维以 45° 附着于椎体边缘,且呈 90° 相互交织,故承受纵向压力的能力较强,但易受反复扭转应力而撕裂。

椎间盘中的髓核组织在 PLDD 术中起到至关重要的作用,PLDD 的治疗机制中重要的一点就是通过汽化髓核从而达到椎间盘减压的目的。而髓核含水量极高,水对波长 970nm 以下激光的吸收率几乎为零,当使用波长较短的激光时,水分不能直接从激光获得能量,激光只能将能量传给人体的有机组织,而水分只能间接地从有机组织得到热量。与此相比,波长 1 064nm 的 Nd:YAG 激光能被人体的有机组织和水同步吸热,同步汽化蒸发。在激光能量相同的情况下,波长较短的半导体激光将比 Nd:YAG 激光灼烧更大范围的有机组织,却只能产生较小的汽化空洞。而如果使用波长较长的激光如掺钬钇铝石榴石(Ho:YAG)激光(2 100nm),则情况正好相反。因水对 2 100nm 波长的激光吸收太好,极易过热。不得不另增一条穿刺孔道来进行冷却,因而大大影响了减压效果,所以在此方面,波长 1 064nm 的 Nd:YAG 激光是 PLDD 中的一枝独秀。

2. **激光对椎间盘组织的热效应**　热效应是生物效应的主要因素,它在所有的激光照射中都起作用。激光与生物组织的相互作用是一个由多种因素决定的复杂过程。激光的参数如波长、功率、能量、模式等对生物组织都有不同的影响。而不同性质（如密度、弹性、热导率、比热、含水量等）的生物组织也会对激光作出不同的反射。Choy 等[44]的实验结果显示不同激光对髓核的汽化率分别为：CO_2 激光 0.23mg/J，Er：YAG 激光 0.20mg/J，Nd：YAG 激光 0.16mg/J，Ho：YAG 激光 0.13mg/J，这说明，不同波长的激光对髓核的汽化消融能力是不同的。虽然 CO_2 和 Er：YAG 激光对椎间盘的汽化效应最好，但目前无相应的传导光纤，使其应用受到限制。因此，Choy 等主张使用 Nd：YAG 进行 PLDD 为佳。Nikfarjam 等[45]和龚卓等[46]的研究表明波长 980nm 的半导体激光热效应要优于波长 1 064nm 的 Nd：YAG 激光。高功率半导体激光的汽化作用优于 Nd：YAG 激光，其发展前景非常广泛。

3. **激光汽化椎间盘髓核组织时的安全性**　临床任何一种新技术的开展必须要以其安全性为首要条件，PLDD 技术的安全性问题也一直是人们讨论的焦点。Nerubay 等[47]认为使用 CO_2 激光行 PLDD 总能量超过 300J 可致椎体终板损伤，Turgut 等[48]利用 Nd：YAG 激光通过动物实验发现，经激光照射后，不仅髓核与纤维环受到损伤，而且周围组织如软骨终板、椎体都受到不同程度的热损伤。而 Casper 等[49]报道的 100 例腰腿痛患者术后无 1 例并发症发生。Choy 等[23]强调行 PLDD 时，激光光纤要置于髓核中央，且平行于间盘轴，可避免纤维环、软骨终板发生碳化而破坏，经过大量临床实践，Choy 总结了 750 多个节段 PLDD 治疗结果，总并发症不足 1%。笔者团队在通过透视严格控制穿刺针位置及严格遵循无菌操作技术的基础上，利用 Nd：YAG 激光对 200 多例颈、腰椎病患者进行了 PLDD，术后均未用任何抗生素，结果所有患者均未见任何并发症发生。黄其杉等[25]利用半导体激光通过对人的椎间盘标本进行研究后认为，激光汽化椎间盘过程对椎间盘周围结构温度变化影响很小，椎间盘周围结构温度变化随半导体激光能量的增加而增大，多在 2℃以内，而且远远小于造成组织变性损伤的温度（60℃），因此认为应用半导体激光行椎间盘减压术有一定安全性。值得一提的是，现在应用于 PLDD 的激光不能选择性消融髓核组织，而 Sato 等[50]的实验结果表明：将吲哚菁绿（ICG）注射到髓核中后再应用半导体激光照射可以达到选择性安全消融髓核而不破坏邻近组织的目的，这为 PLDD 技术的安全应用带来很大的启示。

随着科学技术的飞速发展，激光技术已深入到生命学科的各个领域，尤其在医学方面取得广泛的应用，从体表疾病的治疗到腔内疾病的治疗，由简单逐渐过渡到较难的手术，激光技术解决了无数医学上的难题，使医学领域发生了革命性的变化。PLDD 作为一种激光微创技术为颈、腰椎病患者提供了一种新的安全有效的治疗手段，使部分患者避免了开放性手术带来的创伤，从而极大地减轻了患者的痛苦。目前应用于该技术的主流激光主要包括

Nd:YAG 激光和半导体激光,Nd:YAG 激光以其独具的优势赢得了大多数临床医师的青睐,它是 PLDD 技术中应用最为广泛且应用时间最长的一种激光。早期的半导体激光因不能输出高功率激光而受到限制,随着高功率激光的产生,其在医学上的应用已经非常普遍,用于 PLDD 技术的半导体激光波长主要有 805nm、810nm、980nm,其中 980nm 波长的半导体激光是一种较新的激光发射器,而且其波长与 1 064nm 的 Nd:YAG 激光波长相近,同时它又具备体积小、重量轻、成本低等优点,因此该激光已向传统的 Nd:YAG 激光发起了强有力的挑战。

七、PLDD 常用激光生物效应的对比研究

目前 PLDD 常用激光为 1 064nm Nd:YAG 激光与 980nm 半导体激光。

1. 1 064nm 的 Nd:YAG 激光与 980nm 半导体激光对组织消融能力比较 激光的生物学热效应是激光生物效应的主要因素,它在所有的激光照射中都起作用。Nikfarjam 等[45]的研究结果表明,对大鼠肝脏进行间质激光照射时,980nm 半导体激光在低能量下消融即能达到和 Nd:YAG 激光相同的最大组织坏死直径,980nm 半导体激光达到最大坏死直径的时间要明显短于 Nd:YAG 激光。龚卓等[46]应用 Nd:YAG 激光、980nm 半导体激光和 810nm 半导体激光对鸡蛋清进行照射后测量蛋清凝固团的高度和最大直径,结果表明,波长 980nm 的半导体激光热凝固作用最强,Nd:YAG 激光次之,810nm 的半导体激光最弱。

任龙喜等[17]应用 Nd:YAG 激光与 980nm 半导体激光对 80 具未经冷藏的新鲜山羊完整脊柱的髓核进行烧灼,在相同能量下对椎间盘组织进行照射时,980nm 半导体激光照射前后标本的质量差要高于 Nd:YAG 激光照射前后标本的质量差,这说明 980nm 半导体激光对髓核组织的消融能力优于 Nd:YAG 激光,本结果与上述报道结果基本一致,分析原因可能与水的吸收光谱及激光仪的工作方式有关。不同的组织对不同波长的激光吸收率不同,髓核组织含水量达 80%,而水对波长 900nm 以下激光的吸收率极低,因此当使用波长较短的激光时,髓核中的水分不能直接从激光获得能量,激光只能将能量传给机体的有机组织,而水分再间接地从有机组织得到热量。波长 1 064nm 的 Nd:YAG 激光和波长 980nm 的半导体激光波长相近,水对两种波长的激光均有较高的吸收率,且对 980nm 半导体激光的吸收率明显高于 Nd:YAG 激光[46],这就解释了在相同能量下 980nm 半导体激光消融髓核的量高于 Nd:YAG 激光。此外,两种激光仪工作方式的不同也会对结果产生重要的影响。Nd:YAG 激光在工作时间内以脉冲的方式输出,属于脉冲式激光器,而半导体激光则以连续方式输出,两者差异主要表现在峰值功率上,脉冲激

光瞬间功率高，依靠瞬间高功率达到汽化组织的目的，热积累小，而半导体激光依靠热量的积累最终使组织汽化，连续工作方式的 980nm 半导体激光热量积累要高于脉冲式 Nd：YAG 激光。因此，对髓核组织的消融能力，980nm 波长半导体激光优于波长 1 064nm 的 Nd：YAG 激光。

2. Nd：YAG 激光与 980nm 半导体激光的安全性比较 PLDD 技术的安全性问题一直是人们讨论的焦点。Turgut 等[48]利用 Nd：YAG 激光照射豚鼠后发现，不仅其髓核与纤维环受到损伤，而且周围组织如软骨终板、椎体都受到不同程度的热损伤。Nerubay 等[47]认为使用 CO_2 激光行 PLDD 总能量超过 300J 可致椎体终板损伤。但 Casper 等[49]报道的 100 例腰腿痛患者术后无 1 例并发症发生。Choy 则强调行 PLDD 手术时，激光光纤要置于髓核中央，且与间盘水平相平行，可避免纤维环、软骨终板碳化而破坏，经过大量临床实践，Choy[23]总结了 750 多个节段 PLDD 治疗结果，总并发症不足 1%。

椎间盘的前缘、后缘及椎间孔内侧壁因毗邻重要组织如血管、脊髓、神经而成为多数学者关注的对象，监测以上 3 个位点在 PLDD 操作过程中温度的变化情况有助于衡量该技术的安全性。Sherk 等[51]运用热电偶来测定激光汽化人椎间盘髓核组织标本时椎体边缘、纤维环和脊髓三个部位的温度变化情况，结果发现三个部位的最高温度在使用 CO_2 和 Ho：YAG 激光时为 40℃，用 Nd：YAG 激光时则为 42℃。王义清等[15]使用 810nm 半导体激光对成年犬的颈椎间盘进行照射，激光输出间隔 5 秒时，后纵韧带与硬脊膜之间及椎间孔处的温度始终不超过 40℃，输出间隔 1 秒时，两个位点温度可达 41℃。齐强等[10]应用连续式 Nd：YAG 激光对人尸体椎间盘进行照射并测量以上 3 个位点和穿刺入口处的温度变化后发现，上述监测点处的温度变化不明显，最大温度变化幅度小于 3℃，远未达到组织变性损伤的程度（60℃）。池永龙等[14]应用半导体激光照射人尸体椎间盘后指出，椎间盘周围的温度变化不大，均在 2℃以内，而且通过对汽化后的椎间盘进行切片染色后组织学观察发现，汽化的空腔基本局限在髓核内，空腔与周边界限清楚，纤维环及软骨终板未见明显破坏。

任龙喜等[17]的研究结果显示，照射过程中椎间盘前缘、后缘、椎间孔内侧壁的温度变化值随激光能量的增加而升高。从试验数据可以看出，当能量达到 1 000J 时，Nd：YAG 激光照射下椎间盘周围最大温度变化幅度小于 10℃，980nm 半导体激光小于 12℃，虽然与上述学者的报道结果相比，3 个位点的温度变化值偏高，但温度的最高值仍在安全范围内。分析本实验温度变化值较高的原因，首先与实验标本的差异有关，山羊腰椎间盘小于人的椎间盘，热量由髓核中央向周围传导的过程中衰减较少，这就导致了本实验中椎间盘周边的温度变化值较大。其次，实验所用激光器及参数设置的不同也会对结果造成一定的影响。在相同能量、相同位点照射时，980nm 半导体激光照射过程中温度的变化值高于 Nd：YAG 激光。笔者认为，这与两种激光器的工作方式不同有关，Nd：YAG 激光为脉冲式激光，工作时以脉冲的形式发射，在两个脉冲之间有一定的时间间隔，因此该激光照射过程中有较充分的散热时间，而 980nm 半导体激光为连续的能量输出，散热时间相对短缩，热量的积累要高于 Nd：YAG 激光，椎间盘周边的温度变化值也会相应增大。两种激光照射过程中椎间盘后缘的温度变化值高于其他两点，这与光纤头端的位置距离椎间盘后缘相对较近有一定关系，因山羊椎间盘的髓核组织稍偏后方，当光纤头端位于髓核中央时，其与椎间盘后缘的距离较近，而且山羊腰椎间盘后缘呈一向前弓的弧形也会导致光纤头与椎间盘后缘距离的缩短。此外，激光发射过程中会不同程度地前冲也会造成后缘温度的升高。

（张彤童　张向飞　梁喜斌　郭保逢　尹　建　焦守国）

第三节　PLDD 局部应用解剖

一、腰椎

（一）腰椎体表结构

第 3、4 腰椎棘突之间位于脐水平，第 4 腰椎棘突位于两侧髂嵴最高点的连线中点，第 2 骶椎棘突位于两侧髂后上棘的连线中点（图 1-15）。

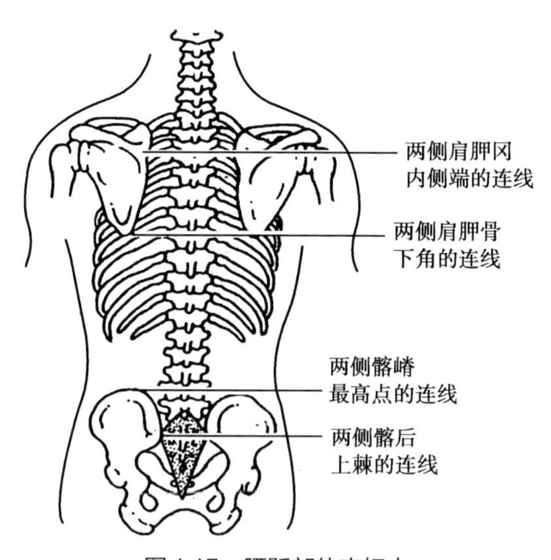

图 1-15　腰骶部体表标志

（二）腰椎肌肉附着

附着于腰椎的肌肉有后方的骶棘肌、侧方的腰方肌及前侧方的腰大肌（图 1-16）。从腰部的侧位投影看，结肠多位于腰大肌前方。但在腰椎生理前凸增大等情况下，结肠的投影位置可在腰大肌后方。

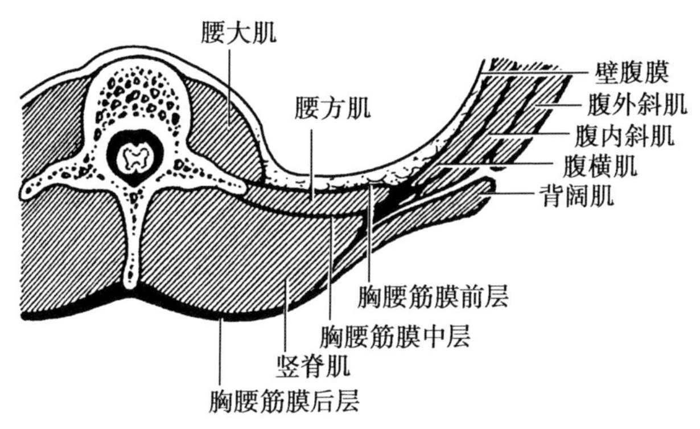

图 1-16　胸腰筋膜（水平面）

（三）腰椎静脉血管

腰椎前方有腹主动脉及下腔静脉（图 1-17、图 1-18）。

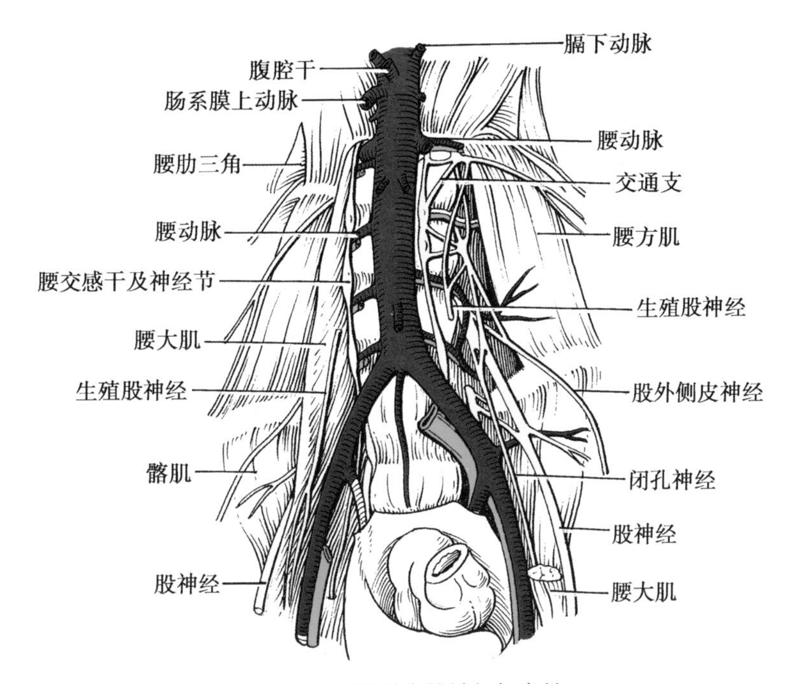

图 1-17　腰椎前方的神经与血管

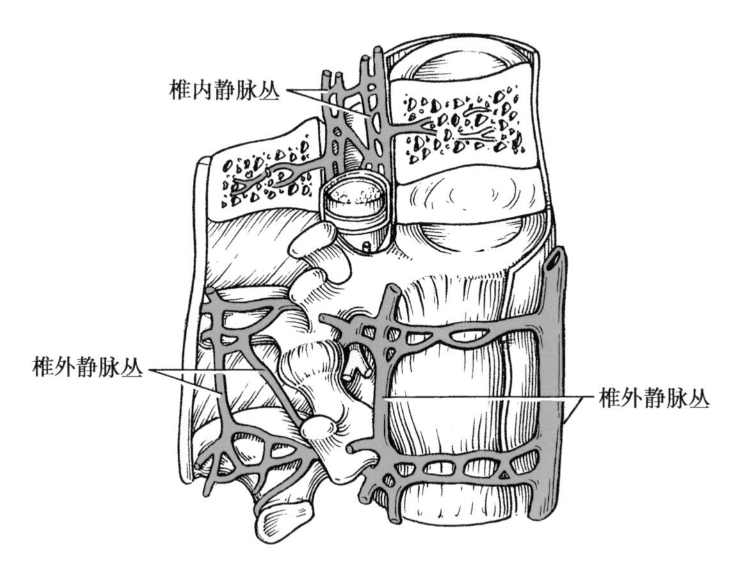

图 1-18　腰椎静脉及其分支的侧面观

（四）腰椎骨关节、韧带及腰椎间盘（图 1-19、图 1-20）

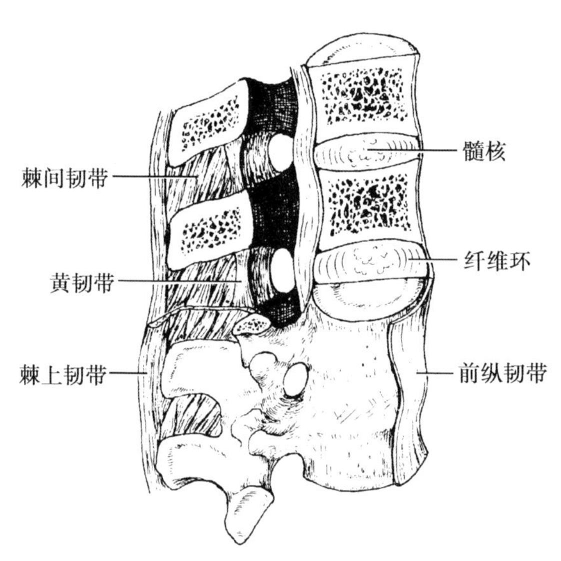

图 1-19　脊椎骨间的韧带连接

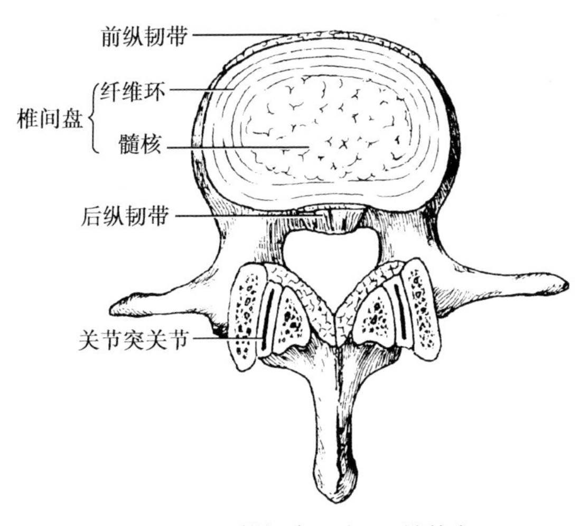

图 1-20 腰椎间盘和上、下关节突

（五）腰椎“安全三角”

腰脊神经根从相应椎体的椎弓根下方出椎管后，向前、向下方斜行越过椎间盘纤维环，它与下一椎体的上缘及其上关节突的前外侧面构成一无重要组织结构的安全三角区，椎间盘纤维环的后外侧部即位于此区内，且表面无骨性结构遮挡（图 1-21）。1986 年，Kambin 等首次对安全三角（又称 Kambin 三角）的维度和区域进行量化、测量，并验证使用常规的椎管手术器械安全地通过该三角进行腰椎间盘摘除术（percutaneous lumbar discectomy，PLD）的可

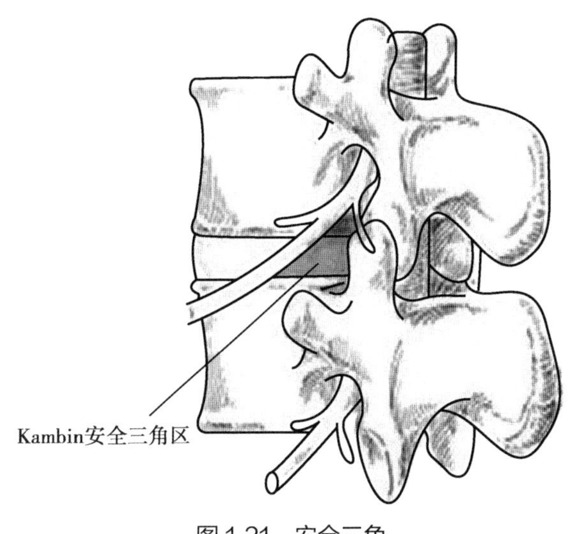

图 1-21 安全三角

行性。此区域内没有横穿其中的重要神经、血管或脏器结构，利于手术器械进入椎间盘，减少神经根损伤、脊柱不稳等并发症。

（六）腰椎 PLDD 穿刺入路

PLDD 经后外侧穿刺途径的穿刺点位于椎间隙水平、棘突连线的侧方 8~10cm 处，穿刺方向与躯干矢状面呈 45°~60°。途经皮肤、皮下脂肪、深筋膜、骶棘肌外侧部、腰方肌及腰大肌，从神经根的下方抵达安全三角区内的椎间盘纤维环后外侧表面，其延长线通过椎间盘的中心（图 1-22、图 1-23）。

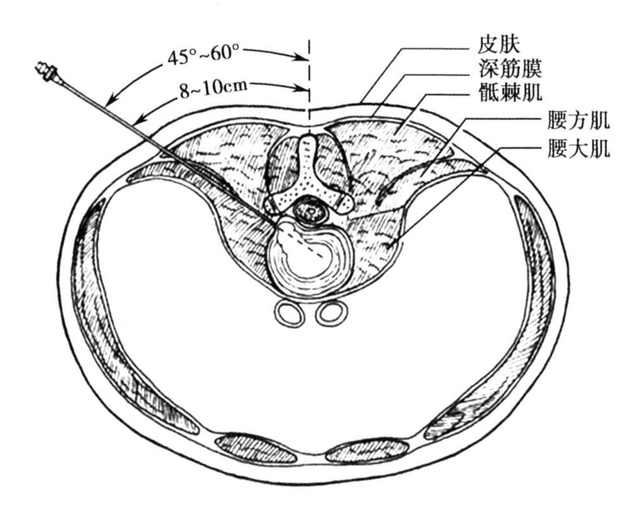

图 1-22　腰部横断面与后外侧穿刺径路

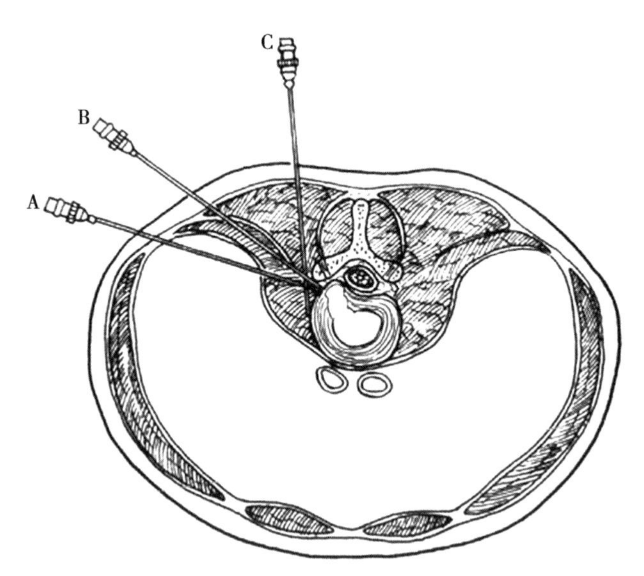

图 1-23　穿刺点与穿刺方向：A、C 错误；B 正确

二、颈椎

（一）颈椎体表结构

在前正中线上有几处可触知的结构，这些体表标志有助于判断 PLDD 穿刺点的大致平面（图 1-24、图 1-25）。

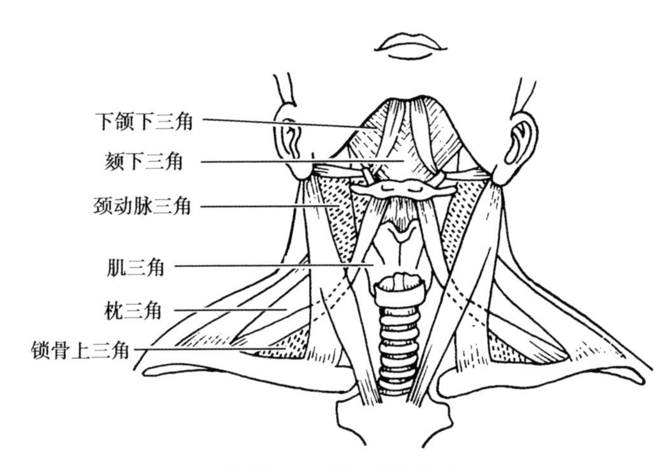

图 1-24　颈部体表标志

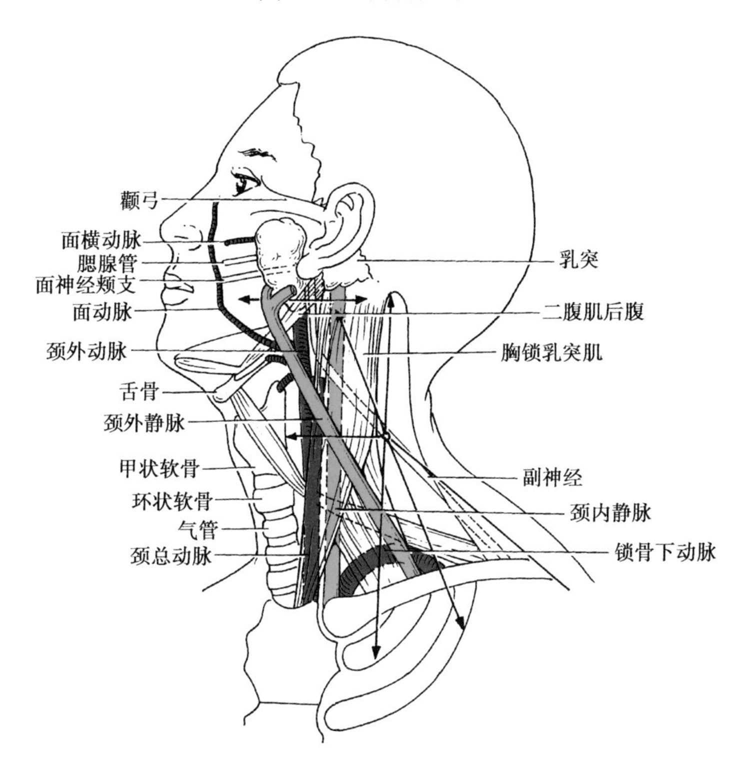

图 1-25　颈部有关器官的体表投影

下颌骨下缘——$C_{2\sim3}$

舌骨——C_3

甲状软骨——$C_{4\sim5}$

环状软骨——C_6

颈动脉结节——C_6

（二）颈部肌肉附着

胸锁乳突肌为一斜行的肌肉，在颈正中线稍外侧处由乳突走行至胸骨。当患者头转向对侧，可使此肌肉较为隆起（图 1-26~ 图 1-28）。

（三）颈部血管

颈动脉：用手指放于胸锁乳突肌前缘，向后和向外侧按压，可触及颈动脉搏动。每次按压只能触摸一次搏动，以免引起短暂性缺血（图 1-29）。

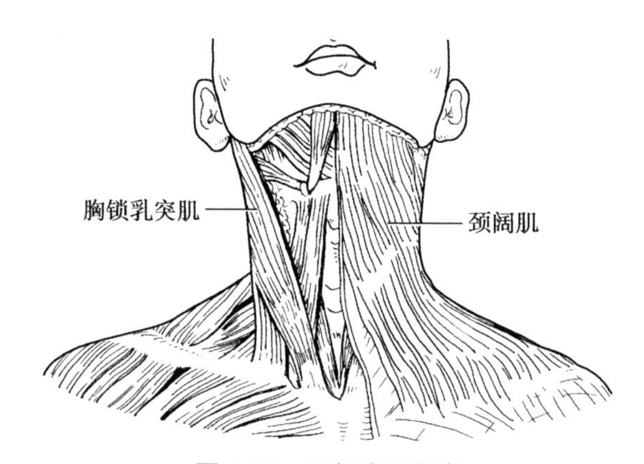

图 1-26　颈部浅层肌肉

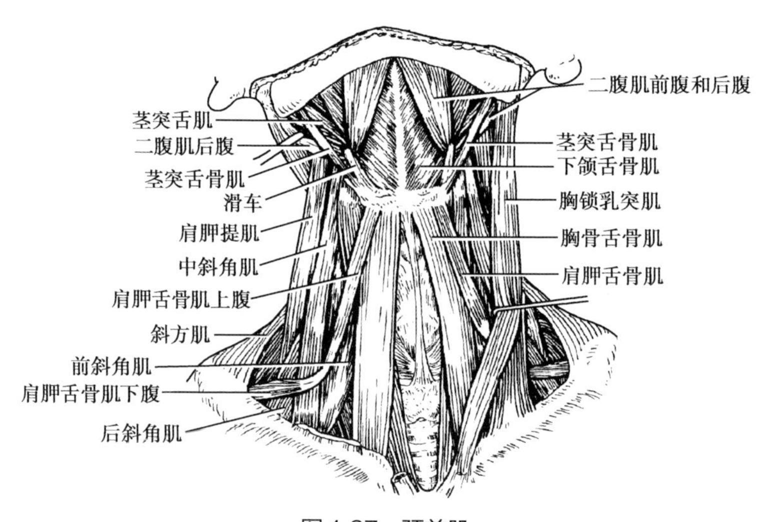

图 1-27　颈前肌

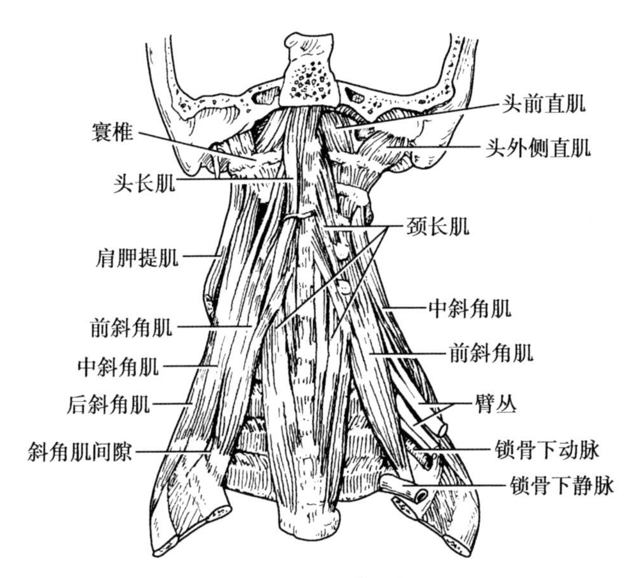

图 1-28 颈深肌

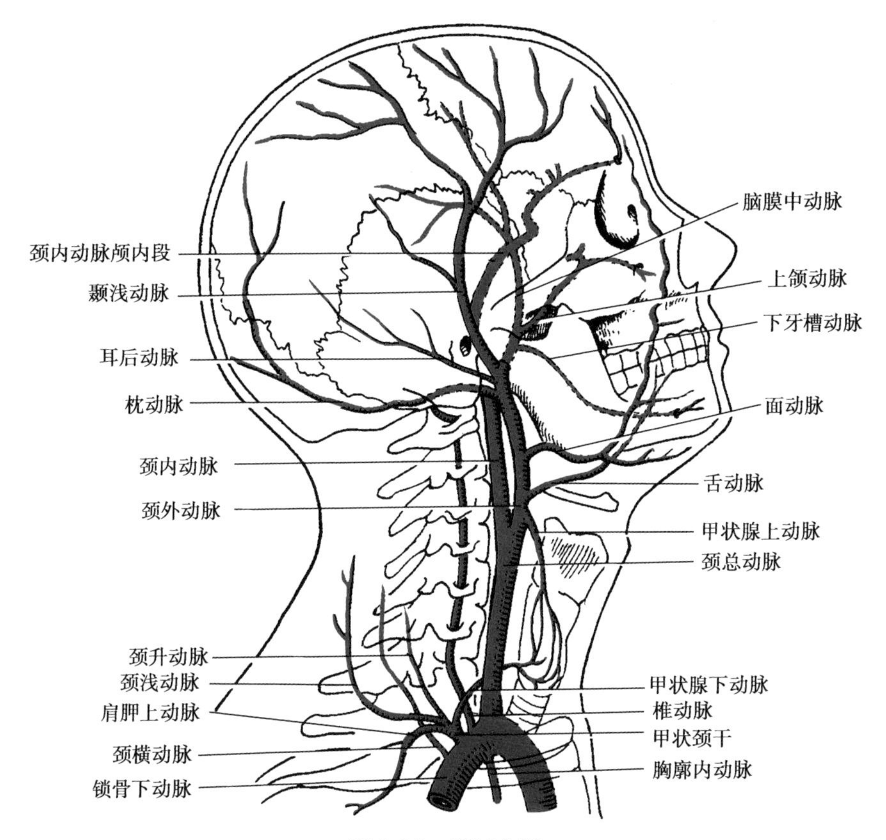

图 1-29 颈部血管

颈动脉结节：较深触诊 C_6 横突的前部，在颈动脉搏动旁可触及的大结节（图 1-30）。

椎动脉三角：内侧界为颈长肌外侧缘，外侧界为前斜角肌内侧缘，下界为锁骨下动脉第 1 段。其尖为第 6 颈椎横突前结节；前方有颈动脉鞘、膈神经、甲状腺下动脉及胸导管（左侧）；后方有胸膜顶、第 7 颈椎横突、第 8 颈神经前支及第 1 肋颈。三角内含椎动脉、椎静脉、甲状腺下动脉、颈交感干及颈胸神经节等结构（图 1-30）。

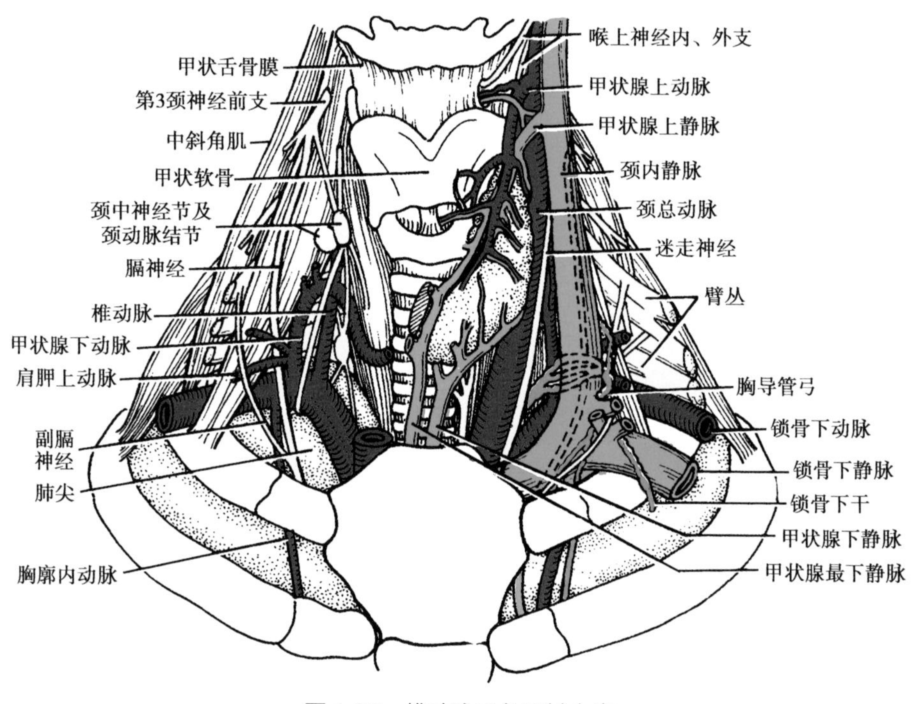

图 1-30　椎动脉三角及其内容

（四）颈椎骨关节及颈椎间盘（图 1-31）

（五）颈椎 PLDD 穿刺入路

术前 C 形臂透视确定穿刺水平线后，以左手示指和中指可辨明患者胸锁乳突肌前缘，用手指将胸锁乳突肌轻轻向外侧牵开，将胸骨舌骨肌及胸骨甲状肌连同气管及其后方的食管一起推向内侧。以指腹触知颈总动脉，在颈动脉鞘内缘与中线结构（甲状腺、气管和食管）之间找到界面，将颈动脉鞘及鞘内的结构连同胸锁乳突肌一并牵向外侧。此时，指尖可触及被颈长肌及椎前筋膜覆盖的颈椎。PLDD 穿刺针经指尖处的标志线，途经皮肤、皮下脂肪、浅层筋膜，直接抵达椎间盘纤维环前外侧表面，其延长线通过椎间盘的中心（图 1-32）。

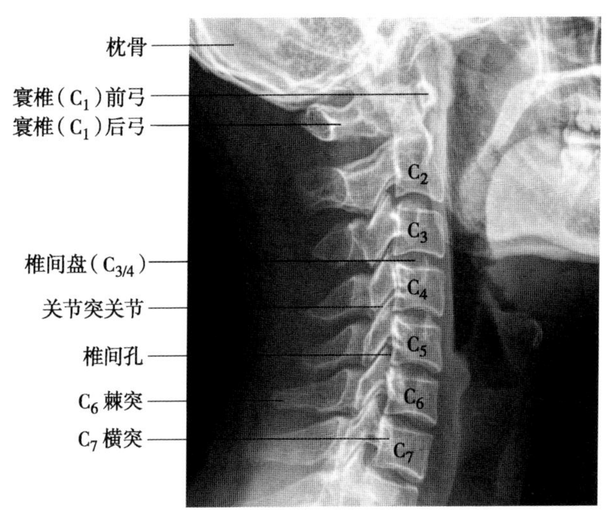

图 1-31　颈椎骨关节及颈椎间盘

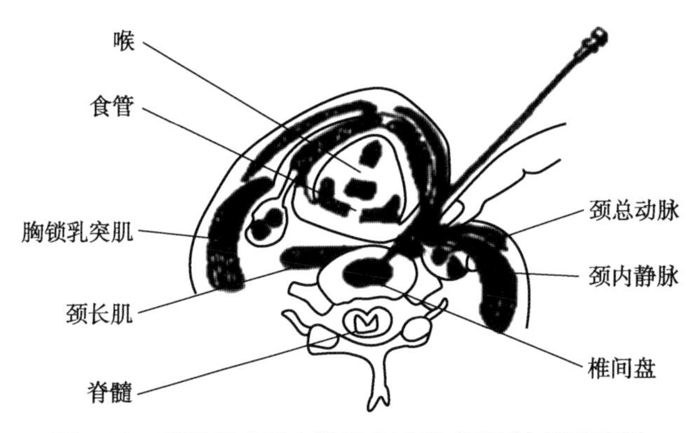

图 1-32　颈椎经皮激光椎间盘减压术穿刺入路示意图

（郭　函　姜树东）

参 考 文 献

[1] 刘颂豪. 光子学技术与应用. 广州：广东科技出版社，2006.

[2] 周炳琨. 激光原理. 5 版. 北京：国防工业出版社，2014.

[3] 普拉赛德. 生物光子学导论. 何赛灵，译. 杭州：浙江大学出版社，2006.

[4] 尼姆兹 M H. 激光与生物组织的相互作用原理及应用. 3 版. 张镇西，译. 北京：科学出版社，2005.

[5] 邓孺孺，何颖清，秦雁，等. 近红外波段（900—2 500nm）水吸收系数测量. 遥感学报，2012，16（1）：192-206.

[6] CHOY D S, ALTMAN P. Fall of intradiscal pressure with laser ablation. J Clin Laser Med Surg, 1995, 13(3): 149-151.
[7] YONEZAWA T, TANAKU S, WATANABE H, et al. Percutaneous intradiscal laser discectomy: percutaneous lumbar discectomy. Heidelberg: Springer Verlag, 1989.
[8] KAMBIN P, BRAGER M D. Percutaneous posterolateral discectomy. Anatomy and mechanism. Clin Orthop, 1987, 223(1): 145-154.
[9] NERUBAY J, CASPI I, LEVINKOPF M, et al. Percutaneous laser nucleolysis of the intervertebral lumbar disc. An experimental study. Clin Orthop Relat Res, 1997(337): 42-44.
[10] 齐强,党耕町,陈仲强,等. 经皮激光椎间盘减压术的实验研究. 中华外科杂志, 1993, 31(7): 407-410.
[11] CHEN Y C, LEE S H, CHEN D. Intradiscal pressure study of percutaneous disc decompression with nucleoplasty in human cadavers. Spine(Phila Pa 1976), 2003, 28(7): 661-665.
[12] CHOY D S, ASCHER P W, RANU H S, et al. Percutaneous laser disc decompression. A new therapeutic modality. Spine(Phila Pa 1976), 1992, 17(8): 949-956.
[13] CHOY D S, MICHELSEN J, GETRAJDMAN G, et al. Percutaneous laser disc decompression: an update—Spring 1992. J Clin Laser Med Surg, 1992, 10(3): 177-184.
[14] 池永龙,黄其杉,王向阳,等. 半导体激光颈椎间盘汽化减压术的实验研究. 中国脊柱脊髓杂志, 2002, 12(6): 427-429.
[15] 王义清,王执民,郭卫平,等. 经皮激光颈椎间盘髓核消融的实验研究. 中华放射学杂志, 2002, 36(9): 778-780.
[16] 游箭,廖顺明,丁仕义. 经皮腰椎间盘激光减压术的早期实验与临床研究. 中国介入影像与治疗学, 2005, 2(1): 48-53.
[17] 任龙喜,尹建,焦守国,等. Nd: YAG 激光与半导体激光对山羊髓核组织生物热效应的比较. 中国脊柱脊髓杂志, 2009, 19(10): 735-739.
[18] SATO M, ISHIHARA M, ARAI T, et al. Use of a new ICG-dye-enhanced diode laser for percutaneous laser disc decompression. Lasers Surg Med, 2001, 29(3): 282-287.
[19] CHOY D S. Percutaneous laser disc decompression: an update. Photomed Laser Surg, 2004, 22(5): 393-406.
[20] YONEZAWA T, ONOMURA T, KOSAKA R, et al. The system and procedures of percutaneous intradiscal laser nucleotomy. Spine(Phila Pa 1976), 1990,

15(11): 1175-1185.

[21] 董生,肖湘生,王晨光. 经皮激光椎间盘髓核切除术后 CT、MR 与病理对照的实验研究. 中国医学计算机成像杂志, 2002, 8(3): 203-206.

[22] QUIGLEY M R, SHIH T, ELRIFAI A, et al. Percutaneous laser discectomy with the Ho: YAG laser. Lasers Surg Med, 1992, 12(6): 621-624.

[23] CHOY D S. Percutaneous laser disc decompression(PLDD): twelve years' experience with 752 procedures in 518 patients. J Clin Laser Med Surg, 1998, 16(6): 325-331.

[24] WHITE A A, PANJABI M M. Clinical Biomechanics of the Spine. 2nd ed. Philadelphia: Lippincott Williams & Wilkins, 1990.

[25] 黄其杉,陈其昕,王向阳,等. 激光颈椎间盘汽化减压术安全性的实验研究. 温州医学院学报, 2003, 33(1): 30-32.

[26] 朱杰诚,镇万新,王巨,等. 经皮激光椎间盘减压术治疗侧旁型颈椎间盘突出症的临床研究. 中华物理医学与康复杂志, 2003, 25(9): 549-551.

[27] 屠冠军,吕刚,杨茂伟. 经皮激光间盘减压术治疗腰椎间盘突出症的短期及中期疗效分析. 中国医科大学学报, 2005, 34(3): 267-268.

[28] 刘建英,王文,张在恒,等. 经皮颈椎间盘髓核成形术与激光减压术治疗颈椎病的疗效比较. 中国脊柱脊髓杂志, 2008, 18(5): 336-340.

[29] 任龙喜,焦守国,尹建,等. 经皮激光椎间盘减压术对山羊腰椎稳定性影响的生物力学测试. 中国脊柱脊髓杂志, 2009, 19(9): 689-692.

[30] 林焱,王向阳,池永龙. 半导体激光汽化减压对颈椎间盘刚度的影响及其意义. 温州医学院学报, 2006, 36(2): 134-136.

[31] 叶晓健,李家顺,胡玉华,等. 颈椎间盘压力的测定及其临床意义. 第二军医大学学报, 1997, 18(6): 588-590.

[32] SAAL J S, FRANSON R C, DOBROW R, et al. High levels of inflammatory phospholipase A2 activity in lumbar disc herniations. Spine(Phila Pa 1976), 1990, 15(7): 674-678.

[33] 吴闻文,吴叶,侯树勋. 腰椎间盘源性腰痛与炎症介质关系的临床研究. 中国疼痛医学杂志, 2006, 12(3): 138-139.

[34] IWATSUKI K, YOSHIMINE T, SASAKI M, et al. The effect of laser irradiation for nucleus pulposus: an experimental study. Neurol Res, 2005, 27(3): 319-323.

[35] CUNHA T M, VERRI W A Jr, FUKADA S Y, et al. TNF-alpha and IL-1beta mediate inflammatory hypernociception in mice triggered by B1 but not B2 kinin receptor. Eur J Pharmacol, 2007, 573(1-3): 221-229.

[36] WEHLING P, MOSER C, FRISBIE D, et al. Autologous conditioned serum in the treatment of orthopedic diseases: the orthokine therapy. BioDrugs,

2007, 21(5): 323-332.
[37] YABUKI S. Basic and update knowledge of intervertebral disc herniation: review. Fukushima J Med Sci, 1999, 45(2): 63-75.
[38] 崔赓，任大江，李洁，等. 经皮激光椎间盘减压术对兔椎间盘内磷脂酶A2及神经传导速度的影响. 中国康复理论与实践，2007(05): 428-429.
[39] 杨礼庆，付勤，杨军，等. 腰椎间盘突出症的椎间盘切除前后神经根血流变化. 中国矫形外科杂志，2005, 13(11): 837-839.
[40] 付爱军，朱军，李建珉. 经皮激光椎间盘减压术治疗高位腰椎间盘突出症. 中国现代医学杂志，2006, 16(7): 1108-1109, 1112.
[41] HELLINGER J, LINKE R, HELLER H. A biophysical explanation for Nd: YAG percutaneous laser disc decompression success. J Clin Laser Med Surg, 2001, 19(5): 235-238.
[42] DAVIS J K. Early experience with laser disc decompression. A percutaneous method. J Fla Med Assoc, 1992, 79(1): 37-39.
[43] 杨军，王磊，杜凡，等. 经皮穿刺激光椎间盘减压术治疗腰椎间盘突出症25例. 颈腰痛杂志，2001, 22(3): 237.
[44] CHOY D S, ALTMAN P, TROKEL S L. Efficiency of disc ablation with lasers of various wavelengths. J Clin Laser Med Surg, 1995, 13(3): 153-156.
[45] NIKFARJAM M, MALCONTENTI-WILSON C, CHRISTOPHI C. Comparison of 980- and 1064-nm wavelengths for interstitial laser thermotherapy of the liver. Photomed Laser Surg, 2005, 23(3): 284-288.
[46] 龚卓，王勉镜，高孟林. GaAlAs, InGaAs, Nd：YAG 三种激光热凝固效应的比较. 中国激光医学杂志，2003, 12(2): 100-102.
[47] NERUBAY J, CASPI I, LEVINKOPF M. Percutaneous carbon dioxide laser nucleolysis with 2- to 5-year followup. Clin Orthop Relat Res, 1997(337): 45-48.
[48] TURGUT M, ONOL B, KILINIÇ K, et al. Extensive damage to the end-plates as a complication of laser discectomy. An experimental study using an animal model. Acta Neurochir (Wien), 1997, 139(5): 404-410.
[49] CASPER GD, HARTMAN VL, MULLINS LL. Results of a clinical trial of the holmium: YAG laser in disc decompression utilizing a side-firing fiber: a two-year follow-up. Lasers Surg Med, 1996, 19(1): 90-96.
[50] SATO M, ISHIHARA M, ARAI T, et al. Use of a new ICG-dye-enhanced diode laser for percutaneous laser disc decompression. Lasers Surg Med, 2001, 29(3): 282-287.
[51] SHERK H H, BLACK J, RHODES A, et al. Laser discectomy. Clin Sports Med, 1993, 12(3): 569-577.

第二章

PLDD 相关疾患的诊断与鉴别诊断

第一节　颈椎病的诊断与鉴别诊断

颈椎病是指颈椎间盘组织发生退行性改变，以及其继发病理改变累及包括神经根、脊髓、椎动脉、交感神经、脊髓前中央动脉等的周围组织结构，并出现与影像学改变相符合的临床表现[1]。如今，随着人们生活方式及工作环境的改变，颈椎病已逐渐成为一种常见病和发病。2007 年由中国康复医学会颈椎病专业委员会推出《颈椎病诊治与康复指南》，这一指南对于指导颈椎病的临床工作有着重要意义。根据《颈椎病的分型、诊断及非手术治疗专家共识（2018）》，颈椎病主要分为颈型、神经根型、脊髓型和其他型（椎动脉型、交感型）[2]。本节重点讨论神经根型和脊髓型颈椎病。

一、神经根型颈椎病

神经根型颈椎病是椎间盘向后外侧突出，或因钩椎关节或关节突关节的增生、肥大，在椎管侧隐窝处压迫或刺激颈神经根所致[3-4]。占全部颈椎病的60%~70%[5]，预后大多较好。

（一）临床表现

神经根型颈椎病的临床表现比较复杂，其中最有意义的是根性症状和体征。表现为与颈脊神经支配区相一致的手臂麻木、疼痛，肌力减退或肌肉萎缩；腱反射减弱或消失，受损害的神经根分布区痛、温觉或触觉的改变。如 C_5 神经根受累：疼痛在颈部、肩胛骨内侧缘、肩部、上臂外侧，很少到前臂；上臂外侧可有麻木及感觉减退区；三角肌、肱二头肌、冈上肌、冈下肌肌力减弱；肱二头肌腱反射减弱。C_6 神经根受压时：疼痛在颈部、肩胛骨内缘、肩部、前胸部，上臂外侧及前臂桡侧；拇指麻木并感觉减退，示指亦可麻木但轻微；肱二头肌、肱桡肌及腕伸肌肌力减弱；肱桡肌腱反射减弱或消失。C_7 神经根受累：前臂疼痛以背侧为主，手指麻木并感觉减退，肱三头肌、桡侧腕屈肌及指伸肌肌力减弱；肱三头肌腱反射减弱或消失。C_8 神经根受累：疼痛在颈部、肩部、肩胛骨内缘、前胸部、上臂尺侧和前臂尺侧，小指及环指麻木并感觉减退，有时中指轻微麻木，肱三头肌、尺神经支配的屈指肌及尺侧腕屈肌、手内在肌肌力减弱，手及腕的功能障碍较重；一般无腱反射改变，偶有肱三头肌腱反射减弱者。

（二）特殊体格检查

压颈试验或上肢牵拉试验阳性。

1. **压颈试验（Spurling 征）**　患者坐位，检查者站在患者身后，将患者头后伸或侧偏，下压头出现颈肩痛或放射痛为阳性。此试验是加重突出物对神经根的刺激。

2. **牵拉试验（Eaton 征）**　检查者站于患者侧方，一手扶患者头颈，一手握患者手臂外展，同时两手向相反方向牵拉。若患者感放射痛或疼痛加重为阳性，此试验与腰椎间盘突出症的直腿抬高试验相似。

（三）影像学检查

1. **X 线片**　正侧位片可发现病变椎间隙狭窄或增生，颈椎曲度改变，前屈、后伸位片可见病变节段出现椎间不稳（图 2-1）。斜位片可见骨刺造成椎间孔狭小（图 2-2）。

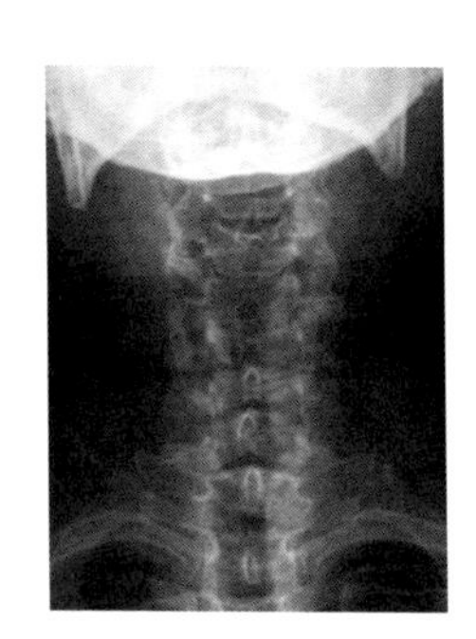
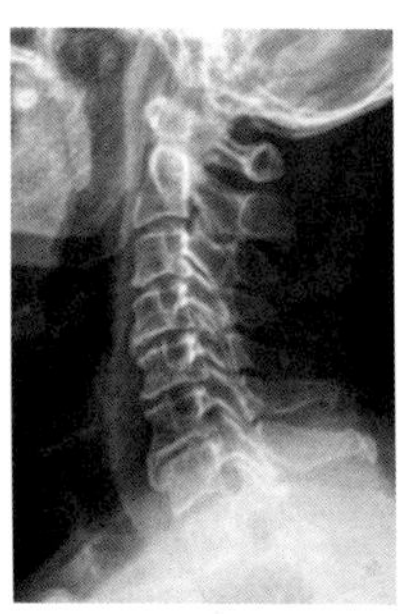
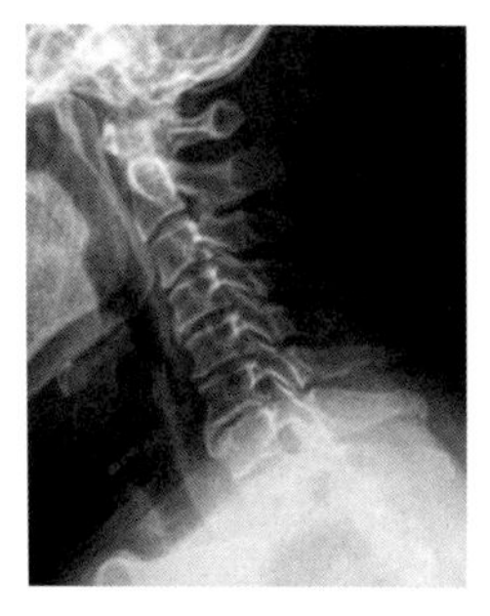
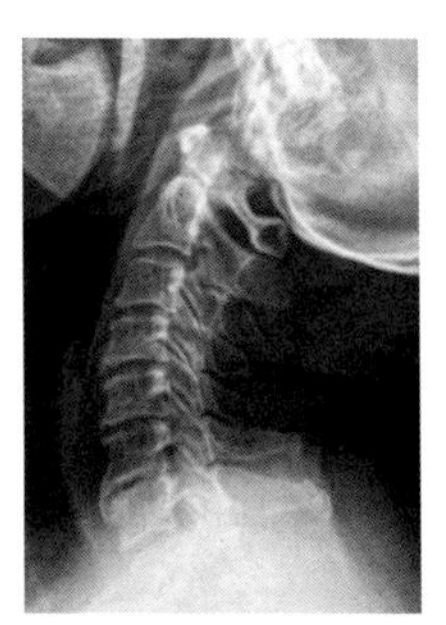

图 2-1　颈椎正侧过曲过伸位 X 线

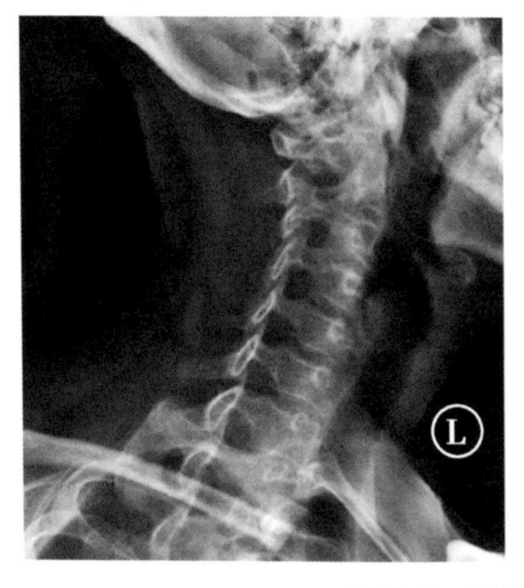

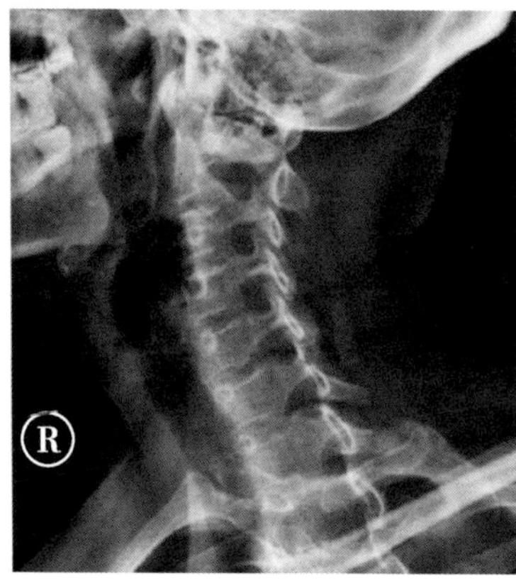

图 2-2　颈椎双斜位 X 线

2. CT 扫描　CT 是从横断面对椎管和脊髓进行观察，优势在于能直接测量椎管的前后径线、横径线和面积，观察椎管形态，了解构成管型的骨和软组织的结构异常，因此 CT 能更直观、准确地判断椎管是否狭窄。CT 是依靠突出的椎间盘与硬膜囊的密度差来诊断椎间盘是否突出，因此仅能显示椎间盘后缘中线处膨隆，对于较轻微的椎间盘突出则不如腰椎间盘突出的检出率高（图 2-3）。

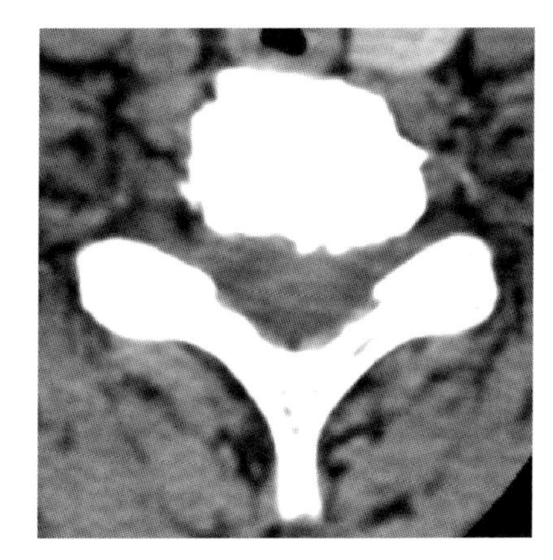

图 2-3　颈椎 CT 平扫

3. MRI 检查　对脊髓和椎间盘可清楚显示，可以显示发生退行性变的椎间盘或增生的骨刺对脊髓或神经根的挤压，但有时压迫神经根的突出物较小，不易看清，必须仔细辨认（图 2-4）。

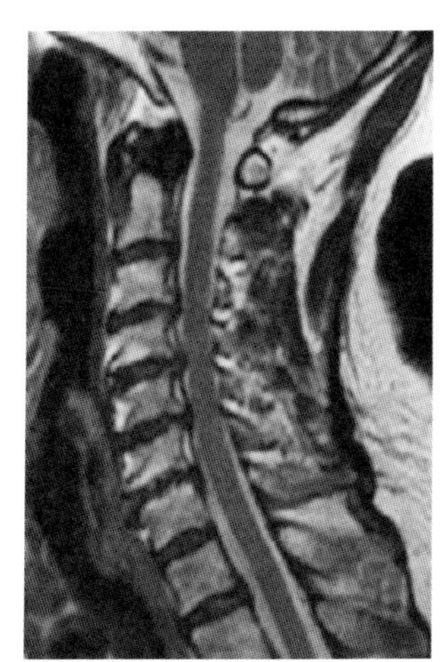

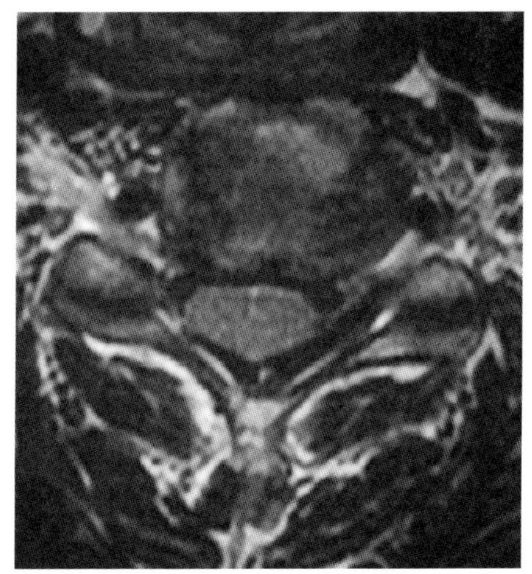

图 2-4　颈椎 MRI 矢状位与轴位

4. 肌电图检查　对于判断受损神经定位，排除神经根型颈椎病外的周围神经病变，如腕管综合征、肘管综合征等，具有重要的临床意义。

（四）诊断标准

患者有典型的根性症状（颈肩痛和上肢麻木、疼痛等），且范围与受累神经根支配区域相一致；四肢肌力及肌张力均正常，Spurling 试验阳性和 / 或 Eaton 征阳性；影像学表现与临床症状相符合；除外周围神经病变所致上肢疼痛的疾病。

（五）神经根型颈椎病的鉴别诊断

由于多种原因可致颈肩臂痛，因此要明确诊断必须除外颈椎实质性病变（结核、肿瘤等）、胸廓出口综合征、肩周炎、网球肘、肱二头肌腱鞘炎等。总之，凡有颈肩痛及上肢疼痛、麻木、有颈神经根受累体征之疾患，均应与本病鉴别。

1. **腕管综合征**　女性多见，一般在生育年龄或绝经期前后，腕管加压试验阳性或垂腕试验阳性。

2. **胸廓出口综合征**　多见于女性，斜角肌试验（Adson test）阳性，上肢外展握拳试验阳性等。

3. **进行性肌萎缩**　多以上肢远端对称性肌萎缩、无力为首发症状，之后可累及前臂、上臂、肩胛带肌乃至全身肌肉，多伴有肌束震颤，无感觉障碍。

4. **网球肘**　肘关节外侧或内侧疼痛、压痛；持物易从手中跌落；前臂伸、屈肌抗阻痛阳性；Mills 试验阳性。

5. **心绞痛**　疼痛症状有时可与 C_7 神经根损害引起的胸大肌痉挛性疼痛相混淆，心电图检查、口服硝酸甘油等有助于鉴别。

6. **肩周炎**　女性多见，肩胛区疼痛，可牵扯到上臂、前臂疼痛，夜间疼痛较重可影响睡眠，肩部活动受限，以局部疼痛为主，无根性痛。

7. **神经鞘瘤**　亦表现为神经根损害的症状和体征，疼痛和肌力减弱的症状呈进行性加重，保守治疗无效，颈椎斜位 X 线片上可见椎间孔扩大，脊髓造影示“倒杯状”充盈缺损，MRI 能直接对肿瘤显像。

二、脊髓型颈椎病

脊髓型颈椎病是由于颈椎椎骨间连接结构发生退行性变，如中央型椎间盘突出、椎体后缘骨刺、钩椎关节增生，后纵韧带骨化、黄韧带肥厚或钙化，导致脊髓受压或脊髓缺血，继而出现脊髓的功能障碍，因此脊髓型颈椎病是脊髓压迫症之一，可严重致残，占全部颈椎病的 10%~15%[6]。

（一）临床表现

临床表现因病变脊髓被侵袭的程度、部位和范围而异。

1. **下肢**　多为上运动神经元通路异常，表现为肌张力不同程度的增高和肌力减损，膝反射和跟腱反射活跃、亢进，出现踝阵挛、髌阵挛，巴宾斯基征呈阳性。肌张力增高，腱反射亢进导致步态不稳，尤其快走易跌倒、步态蹒跚，可出现痉挛步态。

2. **上肢**　多以下运动神经元通路损害为主，手笨拙，无力，表现为写字、系鞋带纽扣、用筷子等精细动作困难，随病情发展可有手内在肌萎缩，可出现上位其他上肢肌力减退。霍夫曼征多显示阳性，少数高位脊髓病变可有肌张力增高、腱反射亢进等上运动神经元损害表现。

（二）特殊体格检查

1. **霍夫曼征**（Hoffmann sign）　又称弹中指试验，是一种病理性神经反射，检查时检查者以右手的示、中两指夹持患者中指中节，使其腕关节背屈，其他指处于自然放松半屈状态，然后检查者以拇指迅速弹刮患者中指指甲。若出现其他各指的掌屈运动，即为霍夫曼征阳性。

2. **巴宾斯基征**（Babinski sign）　被检查者仰卧、下肢伸直，医生手持被检者踝部，用钝头竹签划足底外侧，由后向前至小趾根部并转向内侧，阳性反应为踇趾背伸，余趾呈扇形展开。

（三）影像学检查

1. **X 线检查**　可显示脊髓型颈椎病患者颈椎关节退行性变程度。典型表现包括颈椎序列改变、椎体变形、钩椎关节肥大、骨赘形成、椎间隙变小、椎管狭窄和滑脱移位等。椎管狭窄的严重程度可通过测量进行初步评估。为排除种群差异及避免显示比例尺的误差，多采用相对值指标 Torg-Parlov 比，即椎管矢状径与椎体宽度的比值，小于 0.8 时即提示颈椎管狭窄。由于 X 线无法显示椎管内软组织结构对脊髓的影响，故该指标仅能提供部分参考（图 2-5）。

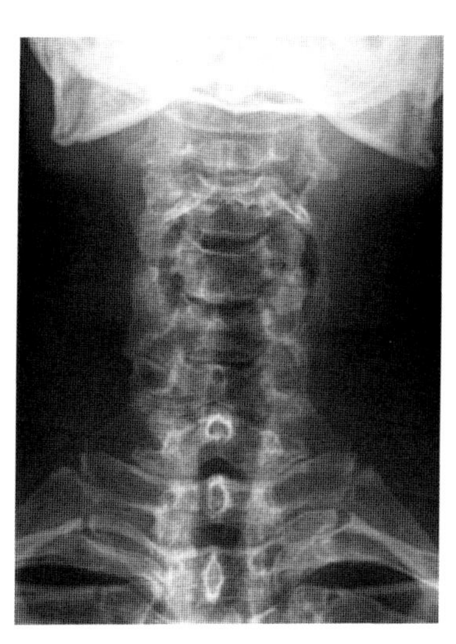
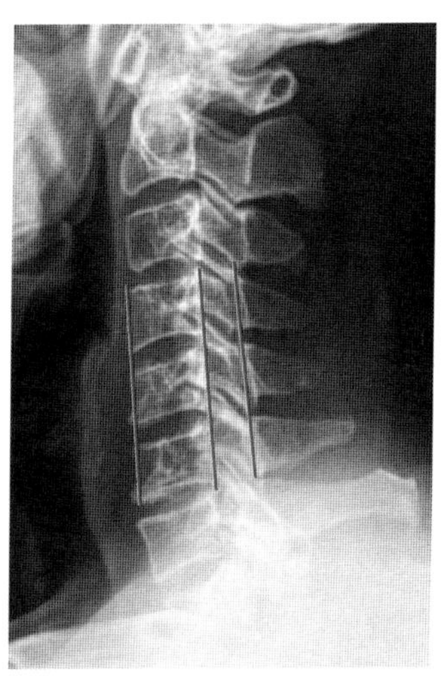

图 2-5　Torg-Parlov 比

2. **CT 扫描**　在关于骨性结构的显示与评估方面，CT 要明显好于 X 线、MRI 及其他影像学方法。可成为脊髓型颈椎病诊疗的重要辅助工具，主要用于手术患者，作为 MRI 的补充，显示颈椎椎体改变、间盘骨赘复合体及后纵韧带骨化（ossification of posterior longitudinal ligament，OPLL）损伤等，这些结构的识别可为减压手术计划的制订提供重要的信息依据（图 2-6）。

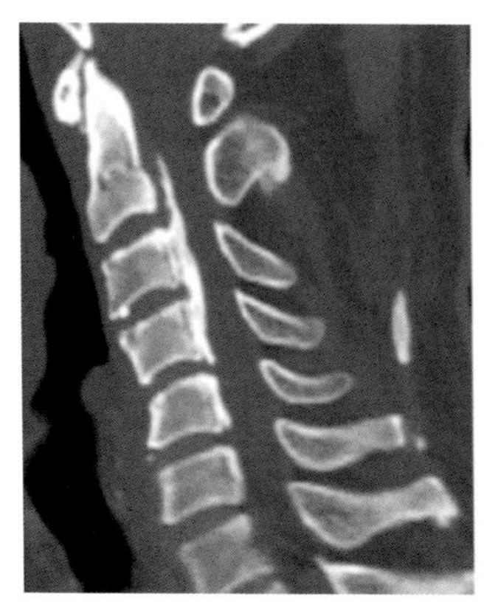
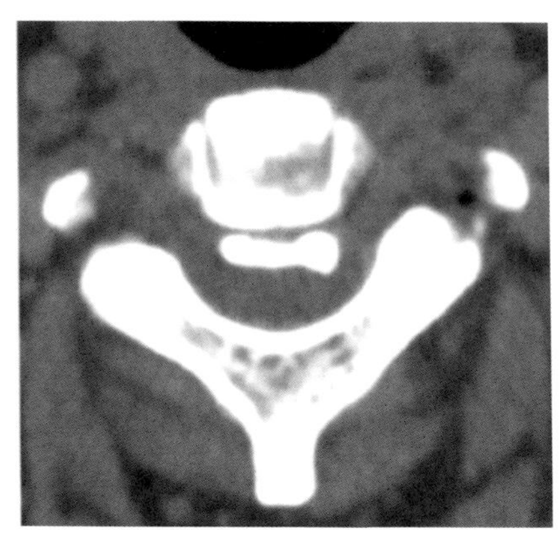

图 2-6　CT 显示颈椎后纵韧带骨化

3. **MRI 检查**　在显示间盘、韧带、蛛网膜下腔、脊髓和硬膜外压迫等方面优于 CT，被认为是评估脊髓型颈椎病患者脊髓状态的标准影像学方法。矢状位及轴位 T_1、T_2 像为最常用的序列。脑脊液于 T_2 像上呈高信号表现，包裹于脊髓前后，起到类似脊髓造影的效果，有助于辨别脊髓受压的程度。严重椎管狭窄者，可见轴位像上脊髓形态由椭圆形变为肾形。然而，MRI 像上单纯颈椎管狭窄表现与年龄相关，在老年人群中很常见，并不具备诊断意义（图 2-7）。

4. **弥散张量成像（diffusion tensor imaging，DTI）**　DTI 是一种较新颖的影像学检查方法，主要原理为利用 MRI 序列评估水分子在组织中的弥散

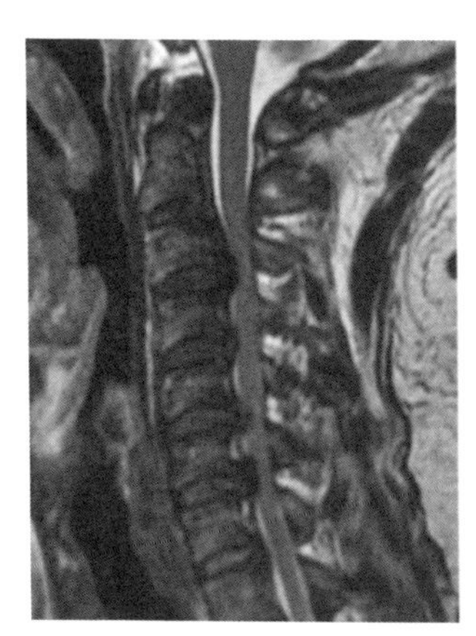
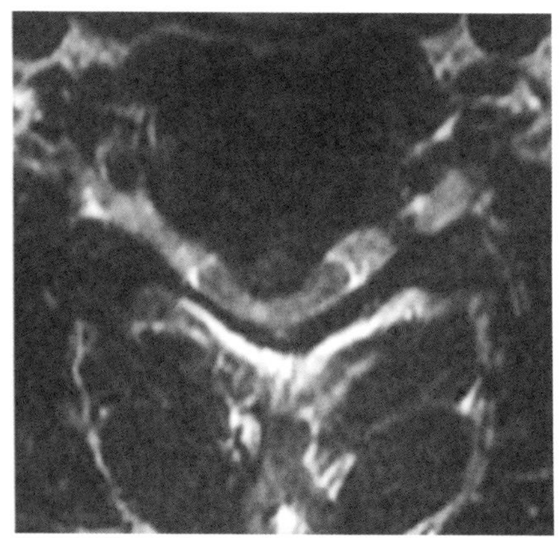

图 2-7　脊髓型颈椎病 MRI 表现

度，对白质纤维束成像，提供反映中枢神经系统白质微结构特征的独特量化信息。常用参数包括表面弥散系数（apparent diffusion coefficient，ADC）、平均弥散率（mean diffusivity，MD）和各向异性分数（fractional anisotropy，FA）等。MRI 对脊髓内细微结构性损伤尤其慢性起病者，灵敏度较低，而且脊髓内高 T_2 信号改变一般要在疾病的中后期才能显示；相比之下，DTI 检测脊髓型颈椎病尤其是早期患者，灵敏度要高得多。另外，不仅脊髓受压严重部位出现 DTI 参数改变，而且远离压迫区域，如 $C_{2\sim3}$ 节段，参数亦会受到影响，因而全颈髓弥散指数可用于综合反映脊髓型颈椎病患者整体神经损伤状况。

5. **脊髓造影（myelography）** 是通过向鞘内注射水溶性对比造影剂，使其在 X 线或 CT 下显影，从而显示脊髓形态及受压部位。由于其属于侵袭性操作，伴有相关风险，故不应作为一线检查方式。仅少量适用于因起搏器等原因不能行 MRI 检查者。

（四）诊断标准

临床上出现四肢麻木、无力、走路踩棉感、手部精细动作下降等颈脊髓损害的表现；X 线片上显示椎体后缘骨质增生、椎管狭窄。CT/MRI 影像学证实存在脊髓压迫；除外肌萎缩性侧索硬化症、脊髓肿瘤、脊髓损伤、骨折脱位等。

（五）脊髓型颈椎病的鉴别诊断

1. **颈椎骨折、脱位及结核和肿瘤所致脊髓压迫症** 相关影像学检查可诊断，脊髓受压后的变化与受压迫的部位、外界压迫的性质及发生速度有关。随着病因的发展和扩大，脊髓、脊神经根及其供应血管受压并日趋严重，一旦超过代偿能力，最终会造成脊髓水肿、变性、坏死等病理变化，出现脊髓半切或横贯性损害及椎管阻塞，引起受压平面以下的肢体运动、感觉、反射、括约肌功能及皮肤营养功能障碍，严重影响患者的生活和劳动能力。特别需要注意的是无骨折脱位型颈脊髓损伤，影像学诊断困难[7]。

2. **后纵韧带骨化症** 颈椎后纵韧带骨化症是指因颈椎的后纵韧带发生骨化，从而压迫脊髓和神经根，产生肢体的感觉和运动障碍及自主神经功能紊乱的一种疾病。1960 年，日本学者解剖尸体时发现颈椎后纵韧带骨化导致了脊髓压迫。1964 年，Terayma 将该病理变化命名为“颈椎后纵韧带骨化症”，为人们所广泛接受，成为一种独立的临床性疾病。

3. **肌萎缩侧索硬化** 早期症状轻微，易与其他疾病混淆。患者可能只是感到有一些无力、肌肉跳动、容易疲劳等症状，渐渐进展为全身肌肉萎缩和吞咽困难，最后产生呼吸衰竭。依临床症状大致可分为两型：①肢体起病型，首先是四肢肌肉进行性萎缩、无力，最后才产生呼吸衰竭；②延髓起病型，先出现吞咽、讲话困难，很快进展为呼吸衰竭。

（郭 函 姜树东）

第二节 颈性眩晕的诊断及鉴别诊断

颈性眩晕（cervical vertigo，CV）这一概念最早由 Ryan 和 Cope[8]于 1955 年提出，是指与患者头部转动有关的感觉自身或周围物体旋转、升降、倾斜或摇摆的运动错觉，是自觉平衡感觉障碍或空间位向自我感觉错误，包括旋转、滚翻、倾倒、摇晃、升降等感觉[9]。

一、颈性眩晕的诊断

（一）颈性眩晕的特点

颈性眩晕多发于 40 岁以上中老年人，以眩晕为主要临床表现，临床上多伴有慢性颈部疼痛、颈椎间盘退行性改变、颈椎骨关节炎等基础症状或病理改变[10-11]。此外，颈性眩晕在主诉眩晕的颈椎病患者中患病率较高，而且颈性眩晕患者往往更具明显的颈椎退行性改变[12]。

颈性眩晕与颈椎病（cervical spondylosis，CS）密切相关，但并不是完全由颈椎病所导致。其中椎动脉型颈椎病（vertebral artery type of cervical spondylotic，CSA）及交感神经型颈椎病（sympathetic cervical spondylosis，SCS）与颈性眩晕密切相关，临床上不易区别[13-14]。

（二）症状

颈性眩晕多伴有头痛头晕、视物模糊、耳鸣耳聋、恶心呕吐、心悸胸痛、出汗等交感神经症状，同时，也可伴颈肩疼痛、头部转动不利、上肢麻木、胸部束带感等颈椎病表现[13]。伴随症状复杂，不典型，较难诊断，临床中常需与耳鼻喉、心脑血管、癫痫等内科疾病所致眩晕相鉴别。

此外，颈性眩晕的眩晕症状一般持续数分钟至数小时[12]。其与颈部转动或头部旋转密切相关。颈部或头部转动并不能诱发颈性晕眩，但可使眩晕症状加重，颈部疼痛缓解或颈部转动减少则症状有所减轻[12]。

（三）体格检查

检查时多表现为“主诉症状重、客观体征轻”，可合并或伴有相关颈椎病的表现，但又与颈椎病有所不同。有学者认为转颈试验是诊断颈性眩晕的重要手段之一。

（四）发病机制

颈性眩晕作为一种主观症状，临床较难界定及标准化。虽然国内外专家学者对其做了大量的基础试验及临床研究，然而至今，对颈性眩晕的发病机制也未形成统一共识。现将大部分学者认可的主要发病机制介绍如下：

1. 椎-基底动脉供血不足（verte brobasilar insufficiency，VBI）学说

由于间盘突出、骨质增生等颈椎退行性变或颈椎失稳所致的机械性压迫、化学性刺激,刺激椎动脉(vertebral artery,VA)及分布周围的交感神经末梢,造成椎动脉痉挛、迂曲或狭窄,血流速度减慢,入脑血流量不足,从而表现以眩晕为主的症状。研究发现椎间盘内水分及弹性胶原蛋白随着年龄增长而逐渐下降,弹性减弱,脆性增加[15-16]。容易出现椎间隙变窄、颈椎高度降低,致使椎动脉呈迂曲状态,入脑血流速度减慢。同时,椎动脉随年龄增长可出现不同程度硬化,致使血管弹性减弱,从而加重椎-基底动脉供血不足。

有学者观察颈性眩晕患者颈部血管发现:相较于正常人,颈性眩晕患者有较高比例的椎动脉狭窄率或椎动脉变异率,致使椎动脉供血不足的概率高于正常人群[12,17]。郭建一等[18]研究甚至发现颈性眩晕患者的椎动脉迂曲率高达65.4%,并认为椎动脉迂曲可能与颈性眩晕有关。

2. **颈交感神经刺激(cervical sympathetic nerve stimulation,CSNS)学说** 局部异常病变刺激了散布在纤维环、后纵韧带及椎动脉周围的交感神经丛,交感神经干及灰交通支等兴奋引起反射性椎动脉收缩痉挛,引起前庭系统短暂性缺血而导致眩晕。通过尸体解剖研究发现颈椎后纵韧带上散布丰富的网状交感神经纤维,且其分布密度因椎间隙不同而有差异($C_{2\sim3}>C_{4\sim5}>C_{6\sim7}$)[19]。这也与梁磊等[20]的动物实验发现新西兰家兔颈椎间盘外环及后纵韧带遍布交感神经节后纤维的结果相符。梁磊等正是基于这一解剖基础事实对颈性眩晕行手术治疗,并且注重对手术椎间隙后方纤维环及后纵韧带的去除。

3. **颈椎失稳(cervical spine instability,CSI)学说** 椎体间解剖关系不固定,超出正常生理范围,直接压迫或刺激分布于周围的交感神经末梢,引发一系列交感神经激惹症状。其一般可通过颈椎动力位X线片诊断:颈椎在过伸、过曲位X线片上表现为椎体角度位移≥11°(α_1或$\alpha_2>11°$)或过伸、过曲位椎体水平位移$\beta_1+\beta_2>3mm$[14]。

颈椎节段性不稳定可能会刺激分布椎体周围的脊神经脊膜支(窦椎神经),导致交感神经传导通路的兴奋或抑制[19]。潘亚伟等[21]分析伴颈椎病的颈性眩晕患者术后疗效,发现手术前后颈曲前凸角差值与眩晕症状改善程度正相关,并认为颈椎失稳可能是导致颈性眩晕的主要原因。由此,更有部分临床经验丰富的专家认为颈椎不稳可作为颈性眩晕的开放手术指征之一。

4. **体液因子学说(humoral factor theory,HFT)** 颈椎退行性变或者椎体不稳导致椎间盘释放炎症介质、疼痛因子,刺激分布周围的交感神经纤维或者直接入血,引起椎动脉收缩,造成入脑血流减少,从而引起反射性眩晕、头晕、头痛等症状[22]。研究表明降钙素基因相关肽(calcitonin gene related peptide,CGRP)、血浆内皮素(endothelin,ET)之间的动态平衡机制失衡可能是引发颈性眩晕的关键因素[23]。CGRP 和 ET 由交感神经及血管内皮细胞分泌，通过与血管内壁受体结合调节血管舒缩，直接影响血流动力学参数的变化。由此可见，血液中可能存在调控椎动脉收缩而诱发颈性眩晕的体液因子。

5. **本体感受器学说（proprioceptor theory，PT）**　颈椎退行性变、椎间盘突出、椎体不稳等颈源性因素引起的异常刺激通过颈部本体感受器经特殊反射通路直接反馈给大脑，大脑针对异常刺激作出错误处理而表现出临床症状。颈部深层肌群的 γ- 肌梭上密集分布着机械感受器，机械感受器作为本体感受器系统的重要组成部分，负责监测 γ- 肌梭张力、长度的变化，与其他本体感受器共同维持头颈部姿势稳定及反馈调节头眼运动、头与躯干相对位置[23]。

颈部本体感受器会感受由颈椎退行性变疾病引起的椎体不稳或者颈肌劳损的刺激，向大脑反馈错误信息，使大脑对前庭和视觉信息分析错误，影响空间定位及平衡控制功能，从而产生眩晕症状或步态不稳的感觉[24]。

（五）影像学检查

1. **X 线检查**　X 线正侧位片可见钩椎关节退行性改变，如钩突骨赘关节间隙模糊变窄，侧位 X 线片可见颈椎生理曲度的改变，如生理曲度变直、反曲、双曲等，椎间孔变窄、横突孔及结节间沟处骨质增生、硬化、小关节间隙变窄等。颈性眩晕的 X 线表现以颈椎退行性变、椎体间失稳较多见。颈椎 X 线动力位片中见相邻椎体水平位移 >3.0mm、椎体间角度位移 >11° 可作为重要诊断依据。

2. **CT 检查**　对于由骨质退变增生所致横突孔狭窄有很重要的诊断价值。将临床表现及其他检查结合 CT 进行颈椎扫描（可见钩椎关节增生物向前外方突出，并突向骨性横突孔内，双侧横突孔退变性狭窄）均有助于诊断。

3. **MRI 检查**　MRI 更能如实反映颈椎间盘退行性变程度及椎管内脊髓是否受压迫等情况。正常椎间盘在 T_1 像上显示较均匀低信号，T_2 像上正常椎间盘呈高信号；退行性改变的椎间盘在 T_1 像上呈中度信号，在 T_2 像上呈低信号，称为“黑色椎间盘”。

（六）诊断标准及方法

颈性眩晕的诊断是具有挑战性的，明确诊断前应排除其他可能原因引起的眩晕。其次，颈性眩晕的诊断依据离不开颈部疼痛、既往颈部外伤或病变史及排除其他非颈源性因素三点。

对于颈性眩晕的诊断，应注重其发病特点、伴随症状、影像学检查及鉴别诊断的结合。颈性眩晕的诊断标准应为：

1. 反复发作的眩晕（与颈部位置变化有关，持续数分钟至数小时）。

2. 多伴有交感神经症状（头痛、枕颈肩痛、恶心呕吐、耳鸣、耳聋、视物模糊等）。

3. 影像学检查显示椎间盘退行性改变、椎管变窄等。

4. 除外耳源性、眼源性、心脑血管及神经内科等疾病所致眩晕。

二、颈性眩晕的鉴别诊断

1. **梅尼埃病**　为内耳病变，其眩晕也常常是突然发作，发作时头位不敢旋转，易与颈性眩晕混淆。但此病发病年龄轻，属于周围性眩晕；发作有一定规律，症状重持续时间长；多伴有恶心呕吐、耳鸣，反复发作后听力下降。前庭功能检查异常。而颈性眩晕为中枢性眩晕，可有脑干缺血症状体征，发作与转颈密切相关。

2. **脑动脉硬化**　鉴别应有大脑皮质功能障碍，如头昏、记忆障碍和睡眠障碍三大症状。

3. **神经官能症**　主诉多、体征少，多为大脑皮质功能减退。症状与情绪变化有关。

（刘　正　张彤童）

第三节　腰椎间盘突出症的诊断与鉴别诊断

腰椎间盘突出症（lumbar disc herniation，LDH）是指由于慢性劳损或是外力作用，腰椎间盘发生病理性改变，从而导致纤维环部分或全部破裂，纤维环内髓核脱出，使马尾或神经根受压，引起腰部疼痛和坐骨神经放射性疼痛及功能障碍为主的一组综合征[25]。自1934年Mixter等[26]提出腰椎间盘突出症以来，国内、外流行病学调查显示，发病率的人口比率和绝对数值均呈上升趋势，这一疾病仍为骨科常见的疾病之一。腰椎间盘突出症也是PLDD治疗中最为常见的疾病，因此在介绍PLDD的操作技术前，有必要对腰椎间盘突出症的诊断与鉴别诊断加以阐述。

一、腰椎间盘突出症的诊断

（一）腰椎间盘突出的好发部位

腰椎间盘突出的好发部位以$L_{4/5}$椎间盘最为多见（58%~62%），L_5/S_1次之（38%~44%），极少部分发生于$L_{3/4}$以上的椎间盘，2个椎间盘同时发病者占5%~10%。$L_{4/5}$、L_5/S_1椎间盘是整个脊柱最下方的2个椎间盘，是全身应力最集中的部位，承受的压力最大。腰椎活动度较大，脊柱做各种方向活动时对下位椎间盘，尤其是纤维环的牵拉力最大。因为骶椎是固定的，不参与脊柱活动,脊柱活动时骶椎不产生相应的协调缓冲动作,脊柱上位各节段的活动最终均集中在最下方的 2 个活动节段上。因此,$L_{4/5}$ 椎间盘突出的比率最高。

(二)症状

1. 腰背痛 椎间盘突出症患者,绝大部分有腰背痛,部分患者仅有腰背痛。患者腰背痛范围较广泛,主要在下腰背部或腰骶部,可向一侧或两侧放射至臀部。发生腰背痛的原因主要是椎间盘突出时,刺激了外层纤维环及后纵韧带中的脊神经脊膜支(窦椎神经)纤维。如果椎间盘突出明显,刺激硬膜产生硬膜痛。由于韧带、肌腱、骨膜和关节周围的组织对疼痛极为敏感,但这类疼痛感觉部位较深,定位不准确,一般为钝痛、刺痛或放射痛。

2. 坐骨神经痛 由于 95% 的椎间盘突出症发生于 $L_{4/5}$ 及 L_5/S_1 椎间隙,故腰椎间盘突出症患者多有坐骨神经痛。坐骨神经痛多为逐渐发生,开始疼痛为钝痛并逐渐加重,疼痛多呈放射性痛,由臀部、大腿后外侧、小腿外侧至足跟部或足背。除中央型常引起双侧坐骨神经痛外,腰椎间盘突出症的坐骨神经痛多为单侧性。坐骨神经痛可在某种姿势活动或腹压增加时,使脑脊液压力升高致使神经根袖扩张,刺激受压的神经根,使腿痛加重或突发放射痛,如咳嗽、打喷嚏、大小便引起腹压增加时。患者为了减轻疼痛采取腰部前屈和屈髋位,以达到松弛坐骨神经的紧张度的目的。

3. 下腹部或大腿前侧痛 高位腰椎间盘突出时,突出的椎间盘可压迫腰丛的 L_1、L_2、L_3 神经根,出现相应神经根支配的腹股沟区痛或大腿内侧疼痛。另外当 $L_{4/5}$ 和 L_5/S_1 腰椎间盘突出时,压迫腰骶丛出现坐骨神经痛。若此腰骶神经根与上位腰神经根有交通支或神经变异时,可出现下腹痛或腹股沟区疼痛[27]。

4. 马尾综合征 1934 年,Mixter 等[26]首先报道腰椎间盘突出症可出现马尾综合征,其发生率为 1∶(33 000~100 000),约占腰椎间盘突出症手术病例的 2%[28]。马尾综合征通常是由于中央型腰椎间盘突出症巨大突出而压迫突出平面以下的马尾神经。马尾神经包括 L_3~S_1 的神经根,其支配盆腔内脏和会阴部的传出和/或传入神经纤维。早期表现双侧严重坐骨神经痛,会阴部麻木,排便、排尿无力。有时坐骨神经痛可交替出现,时左时右。后期坐骨神经痛消失,而出现双下肢后外侧、会阴部痛觉消失,大小便功能障碍,多表现为急性尿潴留,女性可有假性尿失禁和肛门括约肌肌力降低,排便不能控制。男性患者出现阳痿。双下肢不完全性瘫痪,表现为不能伸趾或足下垂。

(三)体格检查

1. 体征

(1)脊柱外形:症状较轻的腰椎间盘突出症患者,和健康人无明显区别或出现腰椎前凸变浅。症状严重的患者，则腰生理性前凸可完全消失或反常后突，甚至可出现脊柱侧弯。腰椎侧弯方向可朝向患侧，也可以朝向健侧，与腰椎间盘突出组织与神经根的相邻关系有关。腰椎间盘突出组织在神经根的内侧称为腋部，腰椎凸向健侧，以减轻神经根所受腰椎间盘突出组织的压力，使神经根松弛。此外，背根神经受到强烈刺激，患侧腰段骶棘肌痉挛也是出现向健侧凸出的原因。腰椎间盘突出组织在神经根的外侧，称为肩部，腰椎凸向患侧，以减轻神经根受压的程度（图 2-8）。

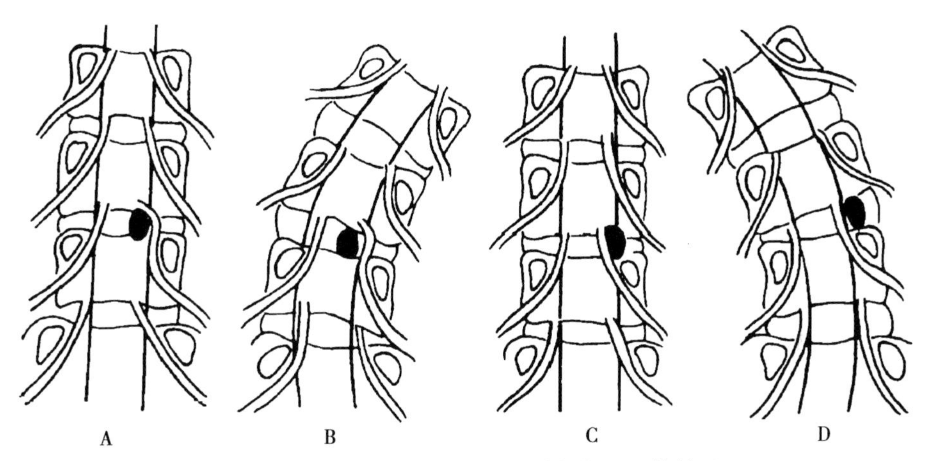

图 2-8　姿势性脊柱侧凸与缓解神经根受压的关系

A、B 显示突出位于神经根腋部时，脊柱侧凸向健侧而缓解；C、D 显示突出位于神经根肩部时，神经根所受压力可因脊柱侧凸向患侧而缓解。

（2）压痛点：腰椎间盘突出症的压痛点多在病变间隙的棘突旁 2cm。如病变发生在 $L_{4/5}$ 间隙，则在 $L_{4/5}$ 棘突旁有深压痛。此压痛向同侧臀部及下肢沿坐骨神经分布区放射，放射的远、近程度不一。这是因为在做深压时刺激支配背部肌肉的背根神经纤维，使原来敏感性增高的神经根产生感应痛。这种棘突旁放射性压痛，在 $L_{4/5}$ 椎间盘突出症时常很明显，L_5/S_1 椎间盘突出症多不明显。腰椎间盘突出症患者可仅有腰部压痛而无放射痛，甚至有时局部压痛也不太明显。

（3）腰部活动度：腰部在正常情况下的活动度前屈可达 90°，向后及向左、向右皆可达 30°。老年人或很少参加体育运动的人腰部的活动度减小。腰椎间盘突出症时，各方向的活动度都会不同程度地受影响。在腰椎凸向右侧的侧弯时，脊柱向左侧弯曲的活动度可不受限，而向右侧弯曲时必定明显受限，反之亦然。腰椎的前屈、后伸活动也受限。常见为腰椎后伸受限时，坐骨神经痛和 / 或腰背痛更明显。这对诊断腰椎间盘突出症有较大的参考价值。因腰椎后伸时，腰椎椎间隙后方变窄而使突出物更为后突，加重了对神经根的刺激。而脊柱前屈则可使椎间隙后方加宽，并使后纵韧带紧张，促使突出髓核前移，减轻了对神经根的压力。同时腰椎变直，骨盆向后旋转，可松弛坐骨神经。而绝大部分其他病因引起的腰腿痛患者，腰椎屈曲时，明显受限并且疼痛较重，而后伸时一般影响较小，疼痛也较轻微。

（4）肌力改变：常见的腰椎间盘突出症，表现为 L_3~L_5 神经根和 S_1 神经根受累。检查时应注意相应神经支配的肌肉肌力改变（表 2-1）。手法肌力测定（manual muscle testing，MMT）分为 6 级：5 级（正常，100%）、4 级（良，75%）、3 级（可，50%）、2 级（劣，25%）、1 级（略有，10%）、0 级（无，0）。$L_{4/5}$ 腰椎间盘突出症时胫前肌和拇长伸肌明显减弱。少部分较严重的患者，其拇趾或踝关节完全失去主动背伸能力。L_5/S_1 椎间盘突出时，踝关节跖屈力量减弱或不能提踵。

表 2-1 腰椎神经根与所支配肌肉对应表

肌肉	神经	肌肉	神经
股内收肌	L_3	趾短伸肌	L_5（80%）
股四头肌	L_4		S_1（20%）
臀中肌	L_5	腓肠肌外侧头	L_5（75%）
胫前肌	L_5		S_1（25%）
拇长伸肌	L_5	臀大肌	S_1
腓骨长肌	L_5	腓肠肌内侧头	S_1
趾长伸肌	L_5	比目鱼肌	S_1
		拇外展短肌	S_1

（5）肌肉萎缩：下肢肌肉萎缩有两方面因素。其一，由于坐骨神经痛使患者在行走或站立时，很自然地多以健肢负重，患肢肌肉逐渐发生失用性萎缩；其二，由于神经根受损所致。神经系统上运动元损害无肌肉萎缩，而下运动元损害则伴有不同程度的肌肉萎缩。腰椎间盘突出症时，属于下神经元的腰椎神经根受到损害，故由此神经根所支配的肌肉，如胫前肌、拇长伸肌、趾长伸肌、腓肠肌等，皆可有不同程度的肌萎缩。但股四头肌萎缩较少见，由于该肌由多根神经支配，一旦发现股四头肌萎缩，则表明 L_4 神经根或两根以上的神经根受损。

（6）感觉减退：腰椎间盘突出症的感觉可以是主观的麻木，也可以是客观的麻木，二者均有参考价值。主观麻木为患者感小腿外侧麻木，通过针刺检查小腿外侧皮肤的痛觉时，其痛觉和其他部位的皮肤完全一样，并无减退或消失。这是因为皮肤痛觉由几根神经重叠支配，单一的神经根损害并不一定能查出痛觉减退区。当检查受累神经支配区确有痛觉迟钝时，则为客观麻木。检查感觉时，若腰骶神经的分布区感觉减退范围超出腰椎间盘突出受累神经支配区，可能是由于局部无菌性炎症扩散或交感神经受到刺激所致。中央型腰椎间盘突出症时，麻木感觉区较广泛。检查感觉时，参照下肢神经感觉分布图（图 2-9）。

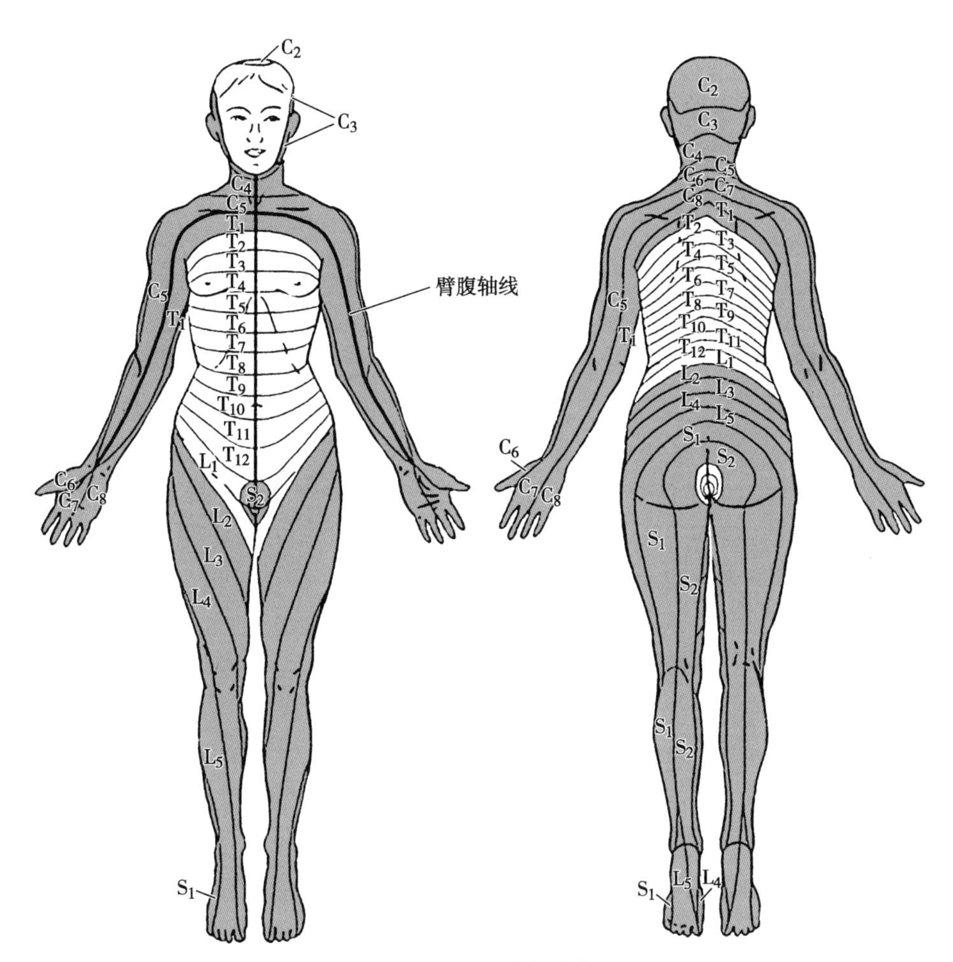

图 2-9　神经根感觉分布图

（7）腱反射改变：腱反射减弱或消失与神经功能障碍的严重程度密切相关。$L_{3/4}$ 椎间盘突出症由于 L_4 神经根受累，膝反射减弱或消失。L_5/S_1 椎间盘突出症由于 S_1 神经损害，跟腱反射减弱或消失。故临床上出现跟腱反射的改变时，对诊断有重要的参考价值。

2. 特殊检查法　腰椎间盘突出症的各种特殊检查，多是用各种不同的方法激发腰椎间盘突出处受累神经根，而引起根性神经痛或加重疼痛。

（1）直腿抬高试验（straight leg rising test，SLRT）：正常人在仰卧位，下肢于膝关节伸直位时，被动抬高下肢的活动度数为 70°~120°。当抬到最大限度时仅有腘窝部不适感。直腿抬高试验阳性以抬高的角度记录阳性程度。60°~70°为“+++”；30°~59°为“++”；小于 30°为“+”。

（2）直腿抬高加强试验（Bragard sign）：患者仰卧，将患肢处于膝关节伸直位，渐渐抬高下肢到一定程度时，即出现坐骨神经分布区的放射痛。然后将患肢抬高程度予以少许降低，使患肢放射痛消失。此时将患肢的踝关节背屈，又引起坐骨神经分布区的放射痛，即为直腿抬高加强试验阳性。

（3）健肢抬高试验：健肢抬高试验又称 Fajersztajn 征、Radzikowski 征、Bechterew 征。患者仰卧，当健肢直腿抬高时，患肢出现坐骨神经痛者为健肢抬高试验阳性。

（4）拉塞格征（Lasegue sign）：检查时，患者仰卧、屈髋及屈膝。当屈髋位伸膝时引起患肢疼痛或肌肉痉挛者，为拉塞格征阳性。

（5）股神经牵拉试验：患者俯卧屈膝，正常人屈膝可达 120°，仅感股四头肌处不适。当 L_3 和 L_4 神经根受压时，屈膝 90°即感大腿前侧疼痛，再略加大屈膝范围或同时伸髋，则可引起明显疼痛。在 $L_{2/3}$ 和 $L_{3/4}$ 椎间盘突出症时，股神经牵拉试验为阳性。

（6）臀部轮廓变形：L_5/S_1 椎间盘突出症时，S_1 神经根发出的臀下神经受损引发臀大肌萎缩。在少数情况下，$L_{4/5}$ 椎间盘突出症，L_5 神经受累引致臀中肌萎缩。检查时，患者俯卧位患侧臀部肌萎缩变形。令患者收缩臀肌，患侧肌张力下降。

（7）克尼格征（Kernig 征）：患者仰卧，双下肢伸直，屈颈时可引起腰痛和患侧下肢坐骨神经痛，为克尼格征阳性。如进行直腿抬高试验并同时进行屈颈时，则出现坐骨神经痛加重，亦为克尼格征阳性。屈颈加重症状与硬膜囊被动牵拉，从而进一步加重神经根张力有关。

（四）影像学检查

1. X 线检查　腰椎间盘突出症的患者，在腰椎 X 线片可完全正常，也有一部分患者可显示以下征象。腰椎间盘突出时，正位片腰椎可呈侧弯（图 2-10）。侧弯多见于 $L_{4/5}$ 椎间盘突出，而另一好发部位 L_5/S_1 椎间盘突出则很少或没有侧弯。腰椎间盘突出时，侧位片显示腰椎生理前凸减小或消失，严重者甚至反常后凸，这是为了减轻神经根受压所致的疼痛导致的继发性畸形。椎间隙表现为前窄后宽，这常是腰椎间盘纤维环不完全破裂，髓核凸出所引起。当椎间隙减小或明显狭窄，则可能是纤维环破裂髓核突出造成（图 2-11）。

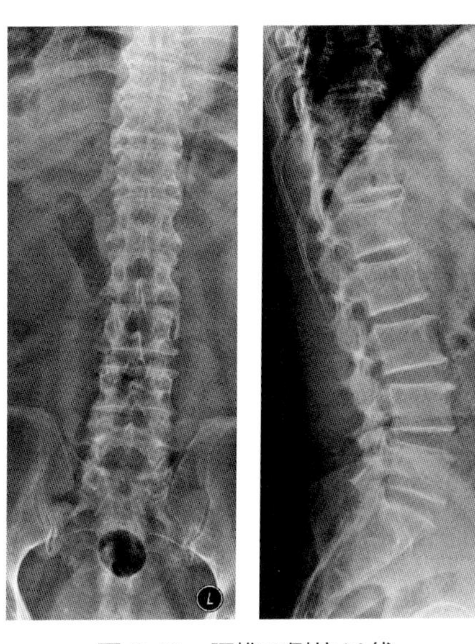

图 2-10　腰椎正侧位 X 线
（腰椎间盘突出症患者）

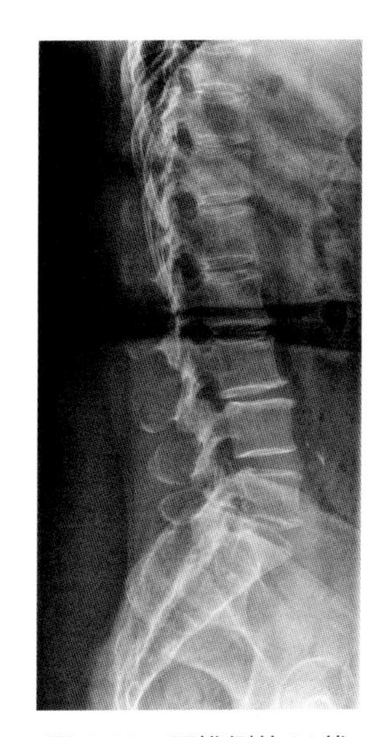

图 2-11　腰椎侧位 X 线
（$L_{3/4}$ 腰椎间盘突出，椎间隙狭窄）

2. **CT 检查**　正常情况下椎间盘后缘与骨性关节面板的边缘平行（图 2-12）。在髓核突出时，椎间盘后缘有一局部突出（图 2-13），根据局部改变的性质可分为椎间盘破裂与弥漫性膨出，后者为退行性变的一种早期征象。突出的髓

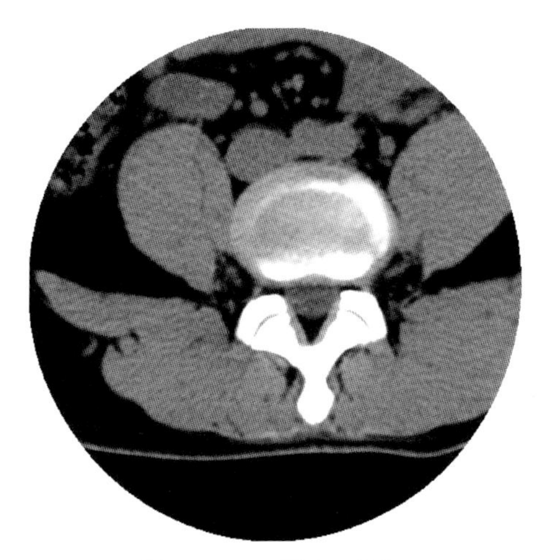

图 2-12　正常 CT 平扫

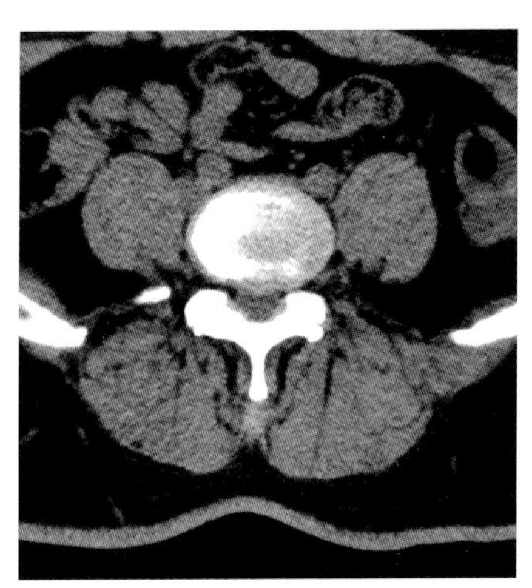

图 2-13　CT 平扫显示腰椎间盘轻度膨出

核密度高于硬脊膜囊和硬膜外脂肪的密度，硬膜外间隙中的软组织密度影代表突出的椎间盘组织的大小和位置。髓核长期突出并钙化时，突出物的软组织密度内有衰减值增高的区域（图 2-14）。髓核本身的脱水和变性，使髓核内积气，称真空现象。椎间盘内气体的存在为一种变性征象，并不意味着突出，26%~50% 的成年人行脊柱 CT 检查时，发现有真空现象。只有当气体位于椎间盘后缘以外时，方可诊断为突出（图 2-15）。

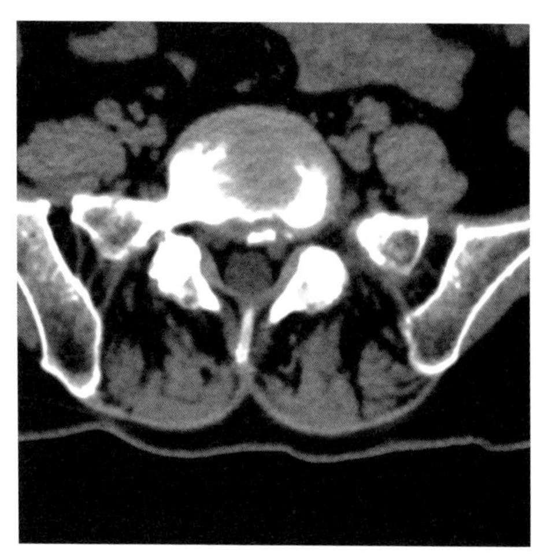

图 2-14　CT 平扫显示腰椎间盘突出伴钙化

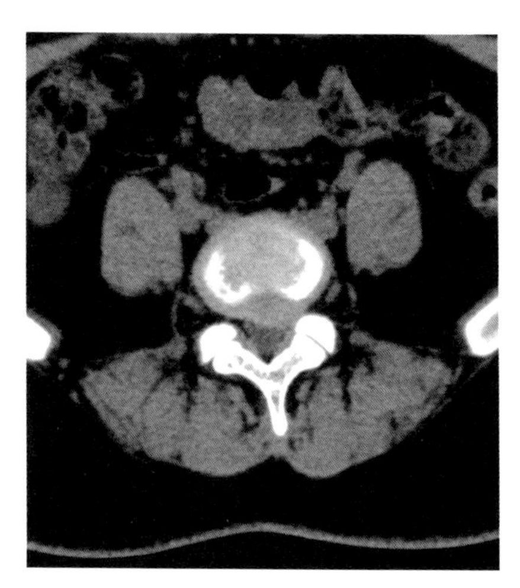

图 2-15　CT 平扫显示腰椎间盘突出

3. MRI 检查　纤维环弥漫向周围膨隆，纤维环超出椎体边缘，相应的椎间孔及神经组织无明显受压，称椎间盘膨出。MRI 表现为矢状位变性的椎间盘向后膨出，后方的条状低信号呈凸向后的弧形改变，T_2 加权像比 T_1 加权像更为明显。轴位表现为边缘光滑的对称性膨出，硬膜囊前缘和两侧椎间孔脂肪光滑、对称的轻度压迹，椎间盘无局部突出[29]（图 2-16）。

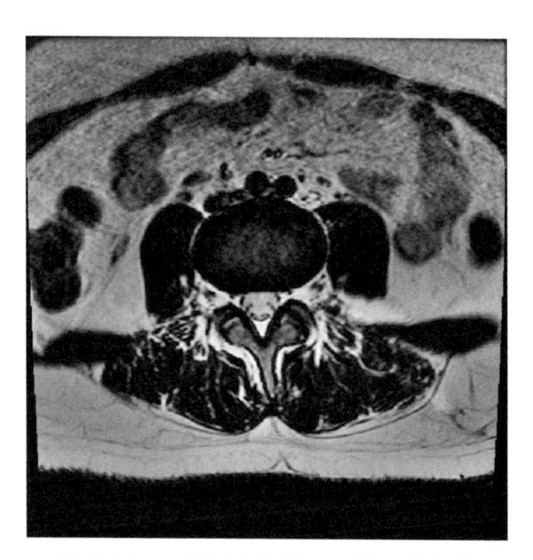

图 2-16　MRI 轴位显示正常腰椎间盘

当外伤或退行性变时，变性的纤维环局部形成缺口，部分髓核通过纤维环破裂处突出，并压迫脊髓或神经根称椎间盘突出。由于后纵韧带比前纵韧带薄弱，而纤维环的后部亦较前部薄，椎间盘易向后外侧突出。椎间盘突出的 MRI 表现为：突出的髓核为扁平形、圆形、卵圆形或不规则形。T_1 加权像突出髓核的信号比脑脊液高，比硬膜外脂肪信号低，界限分明。T_2 加权像突出髓核可表现为高或低信号，信号强度比脑脊液低，比脊髓高，与硬膜外脂肪相比略低或略高。突出的髓核与未突出的髓核之间有窄颈相连，此征象于矢状位显示清晰[29-32]。脱出的腰椎间盘与椎间盘内残留髓核呈蒂状相连和横断面显示有残留通道，具有特征性[31]（图 2-17、图 2-18）。

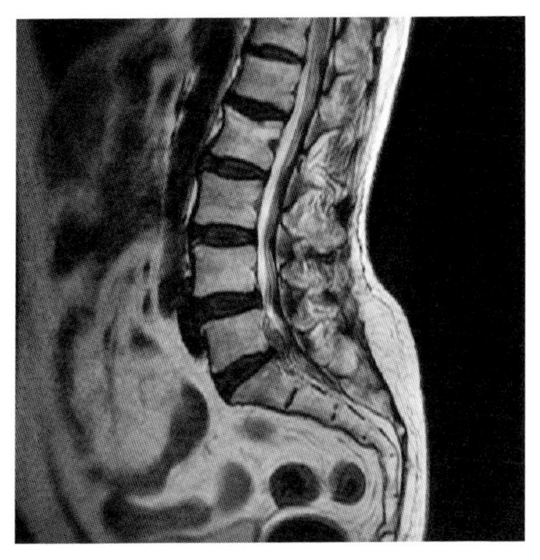

图 2-17　MRI 矢状位显示髓核脱出腰椎间盘

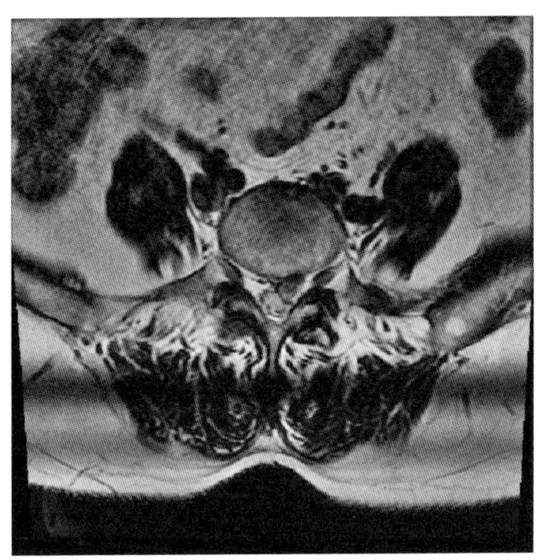

图 2-18　MRI 轴位显示髓核脱出腰椎间盘

（五）诊断标准

依据临床症状、体征和影像学检查作出腰椎间盘突出症的诊断。

1. **腰痛、下肢痛**　呈典型的腰椎神经根分布区域的疼痛，常表现为下肢痛重于腰痛。

2. **存在按神经支配区域表现的肌肉萎缩、肌力减弱、感觉异常和反射改变**　四种神经障碍体征中的两种。

3. **神经根张力试验**　直腿抬高试验或股神经牵拉试验为阳性。

4. **影像学检查**　包括 X 线片、CT、MRI 或特殊造影等结果与临床表现一致。

二、腰椎间盘突出症的鉴别诊断

（一）腰椎管狭窄症

约 1/4 的腰椎间盘突出症患者伴有腰椎管狭窄，腰椎管狭窄症的特点有：

1. **间歇性跛行**　由于走路挺腰时使椎管径变小，马尾受压缺血，下肢疼痛与麻木加重，蹲下稍事休息后症状缓解。但该类患者骑自行车很远也不会出现症状加重的情况。

2. **主客观矛盾**　症状重而体征缺乏，患者有比较严重的根性痛症状，但各项临床常规检查常为阴性。诊断困难时可通过椎管造影、CT 或 MRI 检查明确诊断。

（二）马尾肿瘤

1. 患者的腰腿痛较剧烈，体位改变时症状加剧，深夜痛症状明显。
2. 疼痛呈进行性加重。
3. 可通过椎管造影明确诊断。

（三）坐骨神经出口综合征

1. 一般不伴有腰痛，屈颈试验阴性，腰部无压痛点。
2. 梨状肌处压痛，部分患者可触及梨状肌条索状改变，进行梨状肌紧张试验时症状加重。
3. 感觉障碍范围较广。

（四）腰椎增生性脊柱炎

1. 多为 50 岁以上的中老年患者。
2. 疼痛以腰痛为主，无下肢放射痛。
3. 腰椎 X 线片可见典型的退行性变。
4. 临床检查未见坐骨神经损害改变。

（张彤童）

第四节　腰椎管狭窄症的诊断与鉴别诊断

腰椎管狭窄症（lumbar spinal stenosis，LSS）通常被用来描述与腰椎解剖学上的狭窄有关的症状。这种基于解剖学的定义的缺陷在于，虽然对于诊断 LSS 是必要的，但并不足以确定导致患者寻求治疗的症状和功能损害的严重程度。事实上，即使是严重的解剖学上的椎管狭窄也可能存在于无症状的患者身上。同时，退行性椎管狭窄症可与其他疾病一起发生，包括退行性脊柱滑脱症或退行性脊柱侧弯等。LSS 的第一个正式的临床描述是由 Verbiest[33] 在 1954 年提出的。50 多年过去了，至今仍然没有一个被广泛接受的 LSS 诊断或分类标准。在老年人中，LSS 是一种致残率较高的疾病，是患者寻求脊柱手术治疗最常见的原因[34]。对于 LSS 的诊断与鉴别诊断是临床治疗的开端，因此至关重要。

一、腰椎管狭窄症的诊断

尽管临床定义常常依赖解剖学的发现，但临床诊断和评估 LSS 的严重程度主要取决于患者对症状的描述和体格检查。临床症状与影像学检查结果的相关性对于手术决策也是至关重要的。退行性 LSS 在 50 岁以下患者中并不常见，当然，先天性椎管狭窄导致的原发性 LSS 除外。

（一）症状与体征

LSS 最典型的症状是神经源性间歇性跛行，也称假性间歇性跛行。神经源性间歇性跛行是指包括臀部、腹股沟和大腿前部的腿部症状，以及沿着腿的后部辐射到脚的症状。除疼痛外，腿部症状还包括易疲劳、沉重、无力和/或麻木。LSS 患者还可能诉夜间腿部痉挛和神经性膀胱症状[35]。症状以双侧和对称的较为常见，也可仅见于单侧。患者可能伴有腰部疼痛，但腿部疼痛和不适通常为就诊的主要原因。

神经源性间歇性跛行的一个关键特征是它与患者的姿势有关，腰部伸展会加重疼痛，屈曲会减轻疼痛，且症状在站立或行走时逐渐加重，而蹲坐时可缓解。LSS 的这种蹲坐位缓解的症状缓解与大多数非特异性腰痛相区别，后者通常因久坐而加重。神经源性跛行患者平卧往往不能缓解症状，而侧卧位（允许腰部屈曲）则更舒适。与血管源性跛行相比，神经源性跛行患者在出现症状前可行走的距离变化更大，并且因躯干前屈（胸椎后凸增加，腰椎前凸减少）而增加。因此，患者采取髋关节和膝关节微屈的姿势，称为“猿人姿态”[36]。与血管源性跛行患者相比，坐着可以缓解症状而站立不能缓解，上坡行走常比下坡行走更容易耐受，在固定自行车上以坐着的弯曲姿势运动比以直立姿势行走更容易耐受。

对下腰部的检查常常会发现非特异性的活动度降低，伸展可能比屈曲更受限制[37]。查体可见腘绳肌紧张度增高。神经系统查体通常没有明显异常，阳性表现通常只是轻微的运动无力或感觉改变。当患者进行激发症状的运动后，其中一些体征可能会更显著。约一半患者可见到踝关节反射消失或减弱，但这一体征在老年人中本身就是常见的。

除了神经源性跛行外，LSS 还可表现为根性症状。与神经源性跛行不同的是，神经根性跛行通常是双侧的（与中央椎管狭窄有关），而椎管狭窄引起的根性症状通常是单侧的（与侧隐窝或椎管的狭窄有关）。

有时 LSS 的症状和体征不典型，例如，可能只存在腰痛而没有腿部症状，直腿抬高试验和股神经牵拉试验也常为阴性。

（二）诊断

LSS 的诊断基于病史和临床表现，同时必须有与之相匹配的影像学异常支持；但目前尚无被普遍接受的中央椎管狭窄、侧隐窝狭窄抑或椎间孔狭窄的放射学定义。目前大多数研究依据 Verbiest 等[38]发布的标准，他将相对椎管狭窄定义为直径在 10~12mm，而绝对狭窄定义为直径小于 10mm。但该方法因忽略了 LSS 的三叶草形状及退行性狭窄中黄韧带和椎间盘组织的侵入而受到质疑。Schonstrom等[39]通过研究发现LSS引起的神经源性跛行可以通过硬膜囊的横截面积（CSA）被更好地定义，但腰椎管的横截面积与硬膜囊的横截面积无关，且后续研究也表明硬膜囊横截面积与症状严重程度在统计学放慢不具有显著相关性[40]。

目前尚无被广泛认可的LSS诊断标准，但一般来说需满足以下两个条件：

1. 存在下列一种或两种症状，神经源性跛行或提示慢性神经根受压的症状。

2. 放射学证实的马尾神经受压和/或神经根受压（MRI、CT或脊髓造影）。

二、腰椎管狭窄症的鉴别诊断

1. 非特异性腰痛　下肢症状，鉴别诊断应考虑局部病因和其他因素的可能性。

2. 管源性跛行　疼痛通常在小腿，休息后可缓解（身体前屈曲不能缓解疼痛）；骑自行车可引发跛行；脉搏触诊时常有异常。

3. 腰椎间盘突出症　往往是在年轻患者中急性发作的症状。直腿抬高试验阳性提示有腰椎间盘突出症，但不能完全排除LSS。

4. 脊髓损伤是造成行走困难的原因，如果巴宾斯基征阳性、下肢痉挛和/或反射亢进，应引起怀疑。

5. 涉及下肢的神经卡压症　肢体麻痹（股外侧皮神经卡压）、腓总神经或胫骨后神经受累、脚痛中的莫顿神经痛、神经系统和其他原因（例如多发性神经病、多发性硬化症、脊柱肿瘤等）。

6. 腰椎/臀部/下肢部位的肌肉触发点可能引起局部疼痛，偶只引起非特异性的反射异常，局部封闭可以作为诊断性治疗的手段。

（唐新力　姜树东）

第五节　椎间盘源性腰痛的诊断与鉴别诊断

椎间盘源性腰痛（discogenic back pain，DBP）是指椎间盘退行性变、内部结构紊乱引起的伴或不伴下肢反应性疼痛的顽固性腰痛，但需除外影像学上压迫神经根的情况[41]。1979年由Park等[42]首次提出，随着研究的不断深入，椎间盘源性腰痛的诊断及治疗手段也在不断更新改进，PLDD作为治疗椎间盘源性腰痛的一种有效微创治疗方式，在介绍PLDD操作技术前，以下将对椎间盘源性腰痛的诊断与鉴别诊断进行说明。

一、椎间盘源性腰痛的诊断

（一）病理机制

1. 椎间盘内化学物质的刺激 椎间盘退行性变或损伤过程中可产生大量炎症介质如白细胞介素 -1（interleukin-1，IL-1）、白细胞介素 -6（IL-6）、肿瘤坏死因子（tumor necrosis factor，TNF）、前列腺素 E2（prostaglandin E2，PGE2）等刺激神经末梢产生疼痛。

2. 椎间盘内机械压力变化 椎间盘退行性变导致其稳定性受损，炎性介质含量高又使伤害感受器处于超敏状态，降低退行性变椎间盘对伤害刺激的反应阈值，轻微机械压力刺激即可产生神经冲动。

（二）症状

椎间盘源性腰痛患者多为 20~50 岁，典型症状是腰部中线区域疼痛，疼痛发生前有比较明确的诸如负重、高处坠落、搬重物等病史，为非放射性牵涉痛，涉及的部位通常有腰部、臀部、大腿外侧，一般位于膝关节以上。有些患者伴有腿痛，但疼痛性质不明确，多主诉臀部或下肢的沉重感或下坠感，疼痛区域缺乏典型的神经分布特点，患者长距离行走或久坐后症状加重，卧位休息后常不能立刻缓解。症状反复发作，病程多持续半年以上。

（三）体格检查

病变椎间盘对应棘突部位有深压痛，椎旁压痛不明显，直腿抬高试验为阴性或出现腰痛而无明显腿痛。多无神经根损害的阳性体征，双下肢肌力、感觉及反射无明显改变。

（四）影像学检查

1. X 线、CT 及 MRI 检查 脊柱 X 线、CT 主要用于椎间盘源性腰痛的鉴别诊断，排除椎间盘突出症、椎管狭窄、椎体滑脱等引起腰痛的疾病。X 线可作为椎间隙变窄、终板硬化、节段性不稳等辅助诊断指标，CT 在退行性椎间盘病变中还可显示椎间盘内“真空现象”等。MRI 最为常用，椎间盘后方的局限性高信号区（high-intensity zone，HIZ）[43]、Modic 改变、“黑色椎间盘”等为 MRI 所能观察到的椎间盘源性腰痛的典型表现，但非特异性表现，生理性退行性变的椎间盘组织也可以呈现类似征象。MRI 检查可以为椎间盘源性腰痛的诊断提供证据支持，但不能作为确诊依据。新型 MRI 如 Quantitative MRI、T_1-Rho MRI、Sodium MRI 及磁共振分光检定法可以更早、更简捷地发现椎间盘源性腰痛的诊断线索[44]。

2. 椎间盘造影 椎间盘造影最早应用于 1948 年，当时被认为是较安全的一种检查手段，但后续研究发现椎间盘造影会加速椎间盘退化，增加腰椎间盘突出的风险。并且因为造影“假阳性率”的存在，单独使用造影刺激建立椎间盘源性疼痛的诊断不妥当。国内外许多学者提出通过压力控制减少其假阳性率,从而提高诊断的准确性[45]。

（五）诊断标准

诊断标准目前尚未统一,可综合以下方面进行诊断:

1. 持续腰部且坐位时加重,无根性症状。
2. 症状反复发作,病程在半年以上。
3. MRI 的 T_2 加权像示椎间盘低信号,部分出现 HIZ。
4. 椎间盘造影阳性。

二、椎间盘源性腰痛的鉴别诊断

（一）腰椎间盘突出症

1. 多发于中年人,由于椎间盘发生变性导致纤维环部分或全部破裂,纤维环内髓核脱出,使马尾或神经根受压,引起腰部疼痛和坐骨神经放射性疼痛及功能障碍。

2. 存在按神经支配区域表现的肌肉萎缩、肌力减弱、感觉异常和反射改变。

3. 直腿抬高试验（SLRT）、直腿抬高加强试验（Bragard sign）或股神经牵拉试验阳性。

4. 影像学检查包括 X 线片、CT、MRI 或特殊造影等结果与临床表现一致。

（二）腰椎管狭窄症

1. 多发生于老年人,除腰痛外,以间歇性跛行为特点,行走时椎管径变小,马尾受压缺血,下肢疼痛与麻木加重,休息后症状缓解,行走后症状再次出现。

2. 症状重而体征缺乏,患者有比较严重的根性痛症状,但各项临床常规检查常为阴性。诊断困难时可通过椎管造影、CT 或 MRI 检查明确诊断。

（三）腰椎增生性脊柱炎

1. 多为 50 岁以上的中老年患者。
2. 疼痛以腰痛为主,无下肢放射痛。
3. 腰椎 X 线片可见典型的退行性变。
4. 临床检查未见坐骨神经损害改变。

（梁得华 姜树东 王 伟）

参考文献

[1] 李增春,陈德玉,吴德升,等.第三届全国颈椎病专题座谈会纪要.中华外科杂志,2008,46(23):1796-1799.

[2] 中华外科杂志编辑部. 颈椎病的分型、诊断及非手术治疗专家共识（2018）. 中华外科杂志，2018，56（6）：401-402.

[3] WOODS B I, HILIBRAND A S. Cervical radiculopathy: epidemiology, etiology, diagnosis, and treatment. J Spinal Disord Tech, 2015, 28 (5): E251-E259.

[4] MENG X W, WANG Y, PIAO S A, et al. Wet cupping therapy improves local blood perfusion and analgesic effects in patients with nerve-root type cervical spondylosis. Chin J Integr Med, 2018, 24 (11): 830-834.

[5] CHEN B, ZHANG C, ZHANG R P, et al. Acupotomy versus acupuncture for cervical spondylotic radiculopathy: protocol of a systematic review and meta-analysis. BMJ Open, 2019, 9 (8): e029052.

[6] ALJUBOORI Z, BOAKYE M. The natural history of cervical spondylotic myelopathy and ossification of the posterior longitudinal ligament: a review article. Cureus, 2019, 11 (7): e5074.

[7] BAKHSHESHIAN J, MEHTA V A, LIU J C. Current diagnosis and management of cervical spondylotic myelopathy. Global Spine J, 2017, 7 (6): 572-586.

[8] RYAN G M, COPE S. Cervical vertigo. Lancet, 1955, 269 (6905): 1355-1358.

[9] JONGKEES L. Cervical Vertigo. Laryngoscope, 1969, 79 (8): 1473-1484.

[10] PENG B. Cervical vertigo: historical reviews and advances. World Neurosurg, 2018, 109: 347-350.

[11] MACHALY S A, SENNA M K, SADEK A G. Vertigo is associated with advanced degenerative changes in patients with cervical spondylosis. Clin Rheumatol, 2011, 30 (12): 1527-1534.

[12] 何及，樊东升，孙宇. 颈性眩晕. 中国实用内科杂志，2011，31（6）：414-415.

[13] BRANDT T, HUPPERT D. A new type of cervical vertigo: Head motion-induced spells in acute neck pain. Neurology, 2016, 86 (10): 974-975.

[14] 胡有谷. 颈、腰椎退行性疾病 // 陈孝平. 外科学. 北京：人民卫生出版社，2012：1036.

[15] YACOVINO D A, HAIN T C. Clinical characteristics of cervicogenic-related dizziness and vertigo. Semin Neurol, 2013, 33 (3): 244-255.

[16] NAKAE R, ONDA H, YOKOBORI S, et al. Clinical analysis of spinal cord injury with or without cervical ossification of the posterior longitudinal ligament, spondylosis, and canal stenosis in elderly head injury patients. Neurol Med Chir (Tokyo), 2010, 50 (6): 461-465.

[17] 张红欣，刘筠，许亮，等．颈性眩晕患者的血管影像学研究．实用放射学杂志，2016，32（3）：419-422.

[18] 郭建一，居克举，倪贵华．颈性眩晕患者椎动脉磁共振血管成像的变化．临床神经病学杂志，2010，23（6）：456-458.

[19] 于春晓，沈若武，王守彪，等．颈后纵韧带交感神经分布特点及临床意义．青岛大学医学院学报，2013，49（2）：139-140.

[20] 梁磊，王新伟，袁文，等．前路经椎间隙减压固定融合术治疗伴交感神经症状颈椎病的疗效分析．中国脊柱脊髓杂志，2012，22（1）：14-19.

[21] 潘亚伟，王海彬，周健和，等．颈椎间盘退变患者椎间盘组织炎症因子表达水平与临床特征的关系．广东医学，2019，40（6）：826-829.

[22] SUSEKI K，TAKAHASHI Y，TAKAHASHI K，et al. Innervation of the lumbar facet joints. Origins and functions. Spine（Phila Pa 1976），1997，22（5）：477-485.

[23] GUDMUNDSSON S，ODDSDOTTIR G L，RUNARSSON T P，et al. Detecting fraudulent whiplash claims by support vector machines. Biomed Signal Proces，2010，5（4）：311-317.

[24] YONG-CHAO L I，PENG B G. Pathogenesis，diagnosis，and treatment of cervical vertigo. Orthopedic Journal of China，2015，18：E583-595.

[25] PERERA R S，DISSANAYAKE P H，SENARATH U，et al. Variants of ACAN are associated with severity of lumbar disc herniation in patients with chronic low back pain. PLoS One，2017，12（7）：e0181580.

[26] MIXTER W J，AYER J B，BARR J S. The intervertebral disk. Br Med J，1940，1（4141）：829-830.

[27] POSTACCHINI F. Lumbar disc herniation. New York：Springer，1999.

[28] MCCARTHY M J，AYLOTT C E，GREVITT M P，et al. Cauda equina syndrome：factors affecting long-term functional and sphincteric outcome. Spine（Phila Pa 1976），2007，32（2）：207-216.

[29] JENSEN M C，BRANT-ZAWADZKI M N，OBUCHOWSKI N，et al. Magnetic resonance imaging of the lumbar spine in people without back pain. N Engl J Med，1994，331（2）：69-73.

[30] CHAFETZ N I，GENANT H K，MOON K L，et al. Recognition of lumbar disk herniation with NMR. Am J Roentgenol，1983，141（6）：1153-1156.

[31] MASARYK T J，ROSS J S，MODIC M T，et al. High-resolution MR imaging of sequestered lumbar intervertebral disks. Am J Roentgenol，1988，150（5）：1155-1162.

[32] 陈孝柏,庞志显 . 腰椎间盘异常 MRI 表现 60 例分析 . 中华放射学杂志, 1993, 27(4): 246-249.
[33] VERBIEST H. A radicular syndrome from developmental narrowing of the lumbar vertebral canal. J Bone Joint Surg Br, 1954, 36-B(2): 230-237.
[34] DEYO R A, GRAY D T, KREUTER W, et al. United States trends in lumbar fusion surgery for degenerative conditions. Spine(Phila Pa 1976), 2005, 30 (12): 1441-1445; discussion 1446-1447.
[35] MATSUMOTO M, WATANABE K, TSUJI T, et al. Nocturnal leg cramps: a common complaint in patients with lumbar spinal canal stenosis. Spine(Phila Pa 1976), 2009, 34(5): E189-194.
[36] BRIDWELL K H. Lumbar spinal stenosis. Diagnosis, management, and treatment. Clin Geriatr Med, 1994, 10(4): 677-701.
[37] JOHNSSON K E, ROSÉN I, UDÉN A. The natural course of lumbar spinal stenosis. Acta Orthop Scand Suppl, 1993, 251: 67-68.
[38] VERBIEST H. Pathomorphologic aspects of developmental lumbar stenosis. Orthop Clin North Am, 1975, 6(1): 177-196.
[39] SCHONSTROM N S, BOLENDER N F, SPENGLER D M. The pathomorphology of spinal stenosis as seen on CT scans of the lumbar spine. Spine(Phila Pa 1976), 1985, 10(9): 806-811.
[40] SCHONSTROM N S, BOLENDER N F, SPENGLER D M. The pathomorphology of spinal stenosis as seen on CT scans of the lumbar spine. Spine 1985, 10 (9): 806-811.
[41] 杨惠林,马宏庆,王根林,等 . 全国腰椎退行性疾患座谈会会议纪要 . 中华骨科杂志, 2006, 26(10): 711-716.
[42] PARK W M, MCCALL I W, O'BRIEN J P, et al. Fissuring of the posterior annulus fibrosus in the lumbar spine. Br J Radiol, 1979, 52(617): 382-387.
[43] JHA S C, HIGASHINO K, SAKAI T, et al. Clinical significance of high-intensity zone for discogenic low back pain: a review. J Med Invest, 2016, 63 (1-2): 1-7.
[44] BRAYDA-BRUNO M, TIBILETTI M, ITO K, et al. Advances in the diagnosis of degenerated lumbar discs and their possible clinical application. Eur Spine J, 2014, 23(Suppl 3): S315-S323.
[45] 张继东,夏群,苗军 . 椎间盘源性腰痛的诊断方法及其临床价值 . 中华骨科杂志, 2007, 27(3): 217-220.

第三章

PLDD 的临床应用

脊柱外科发展至今,应用微创技术解决一部分脊柱疾患一直是该领域工作者不断研究探索的内容之一。微创技术治疗颈、腰椎间盘疾患经历了化学融核、经皮椎间盘切吸术、经皮内镜椎间盘切除术及经皮激光椎间盘减压术(PLDD)等阶段。

激光用于治疗椎间盘突出症,作为一项新技术,起初其名称较多,各家报道中所使用的名称,主要有以下几种:经皮激光椎间盘减压术(PLDD)、经皮激光椎间盘切除术(PLD)、经皮激光椎间盘髓核切除术(percutaneous intradiscal laser nucteotamy, PTLN)、经皮内镜激光椎间盘切除术(percutaneous endoscopic laser discectomy, PELD)及髓核变性术(nucleus pulposus denaturation, NPD)等,其中以 PLDD 这一名称较能反映激光治疗的机制,目前已普遍接受这一名称。

PLDD 这一新技术的设想最初由美国人 Choy 于 1984 年提出,在尸体标本及动物实验成功的基础上,Choy 与 Ascher 于 1986 年在奥地利的 Graz 大学首先在临床上应用 PLDD 治疗腰椎间盘突出症并获得成功,并于 1987 年在世界上首次报道了 PLDD 的实验研究及临床应用结果。此后,许多学者相继开展了该领域的研究,并相继报道了各自的临床应用结果。Hellinger 于 1990 年首次将 PLDD 技术用于颈神经根病的治疗。随后将该技术用于治疗颈椎间盘源性疾患的报道逐渐增多。1997 年日本人市村对激光在颈部应用的安全性、有效性进行了相应的基础研究,同时报道了 PLDD 治疗颈椎病的临床试验。

目前的研究及临床应用结果表明,该项技术具有简单、方便、安全、并发症少及有效率高等优点,有可能取代化学溶核术和经皮椎间盘切除术而成为一种有发展应用前景的微创治疗颈、腰椎间盘突出症的新技术。

第一节　PLDD 主要手术设备及药品

一、手术设备

1. Nd：YAG 激光治疗仪器或半导体激光仪器（图 3-1、图 3-2）。

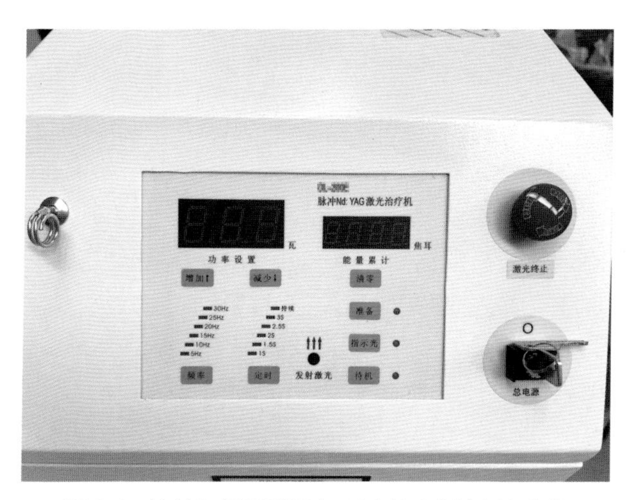

图 3-1　掺钕钇铝石榴石（Nd：YAG）激光治疗仪

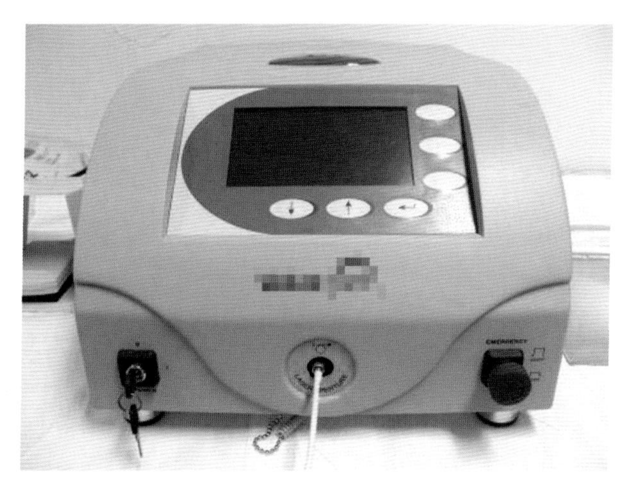

图 3-2　半导体激光治疗仪

2. 可透视骨科手术床、C 形臂机（图 3-3、图 3-4）。

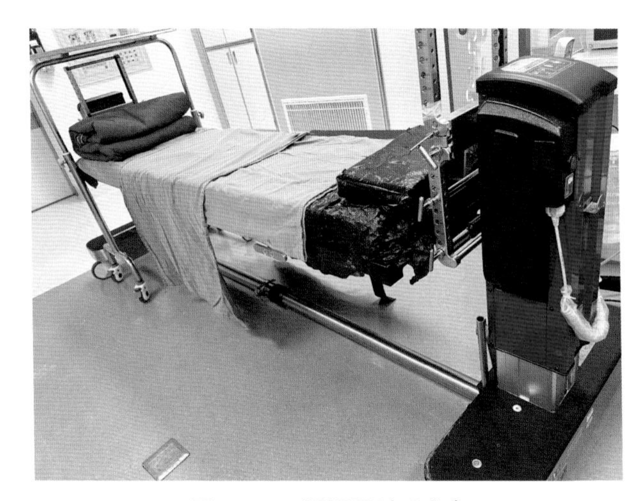

图 3-3　可透视骨科手术床

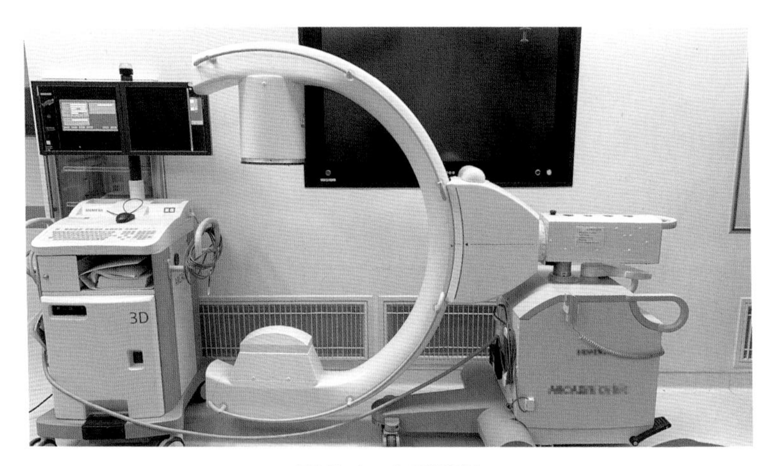

图 3-4　C 形臂机

3. 灭菌光导纤维　直径为 400μm 的光导纤维、激光汽化听声管及三通管（图 3-5~ 图 3-7）。

4. 穿刺针　21G 穿刺针（适用于颈椎手术）、18G 穿刺针（适用于腰椎手术）（图 3-8、图 3-9）。

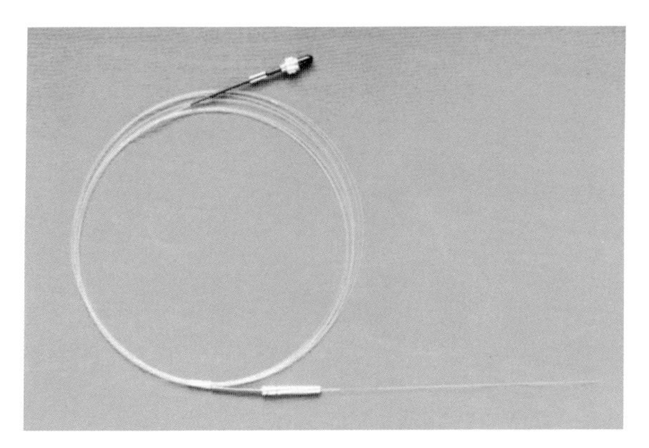

图 3-5　颈椎光导纤维

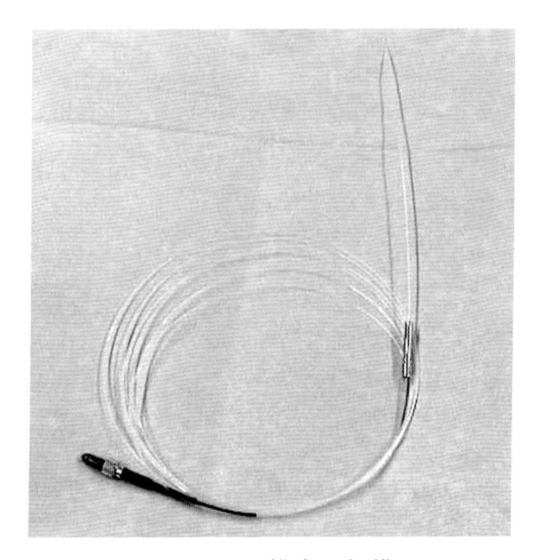

图 3-6　腰椎光导纤维

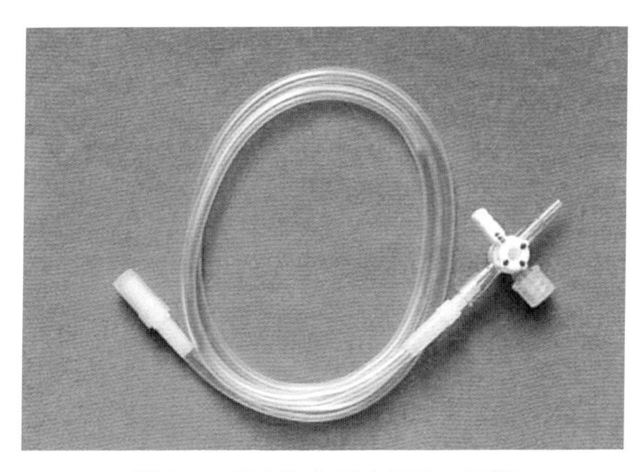

图 3-7　激光汽化听声管及三通管

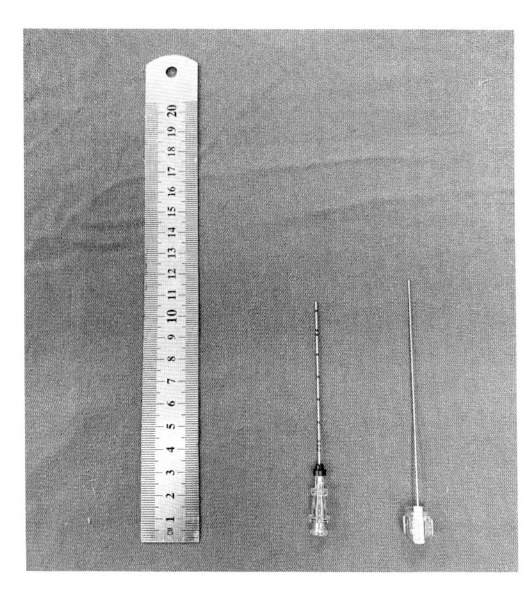

图 3-8　颈椎穿刺针（21G）

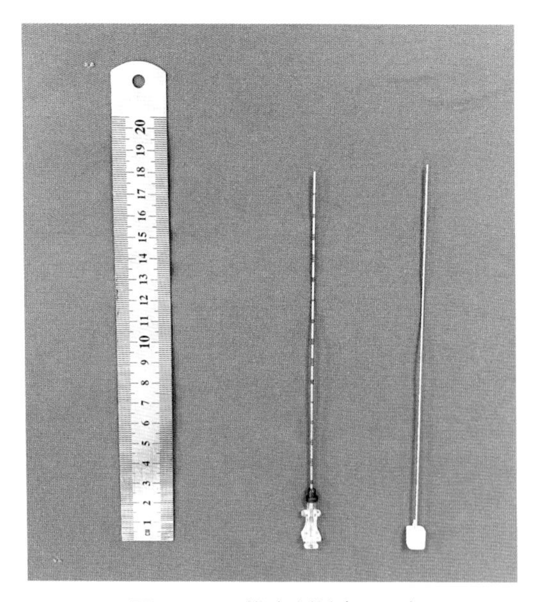

图 3-9　腰椎穿刺针（18G）

5. 5ml 注射器（7 号针头颈椎用）、10ml 注射器（7 号腰麻针腰椎用）（图 3-10）。

6. 定位针（直径 1mm 克氏针两枚）、标记笔：定位手术节段及做体表标记（图 3-11）。

7. 颈椎穿刺包、腰椎穿刺包、手术消毒物品（图 3-12~ 图 3-14）。

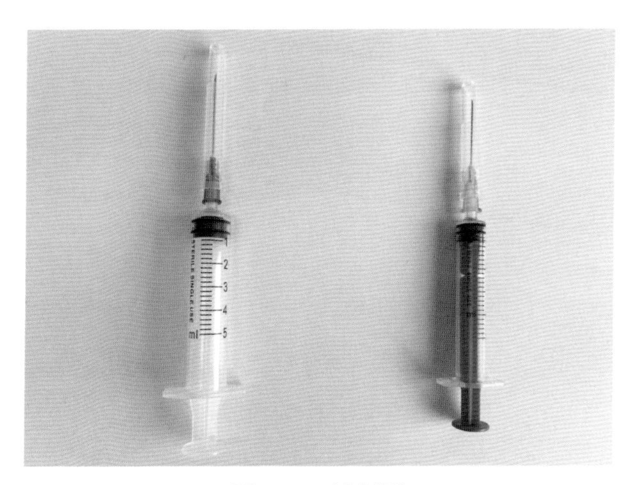

图 3-10 注射器

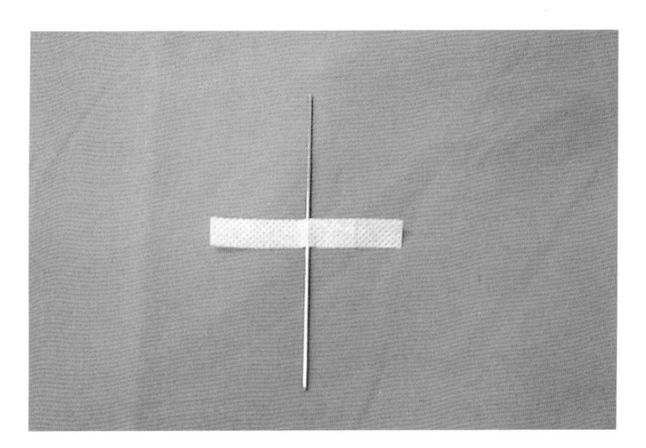

图 3-11 颈椎标示针

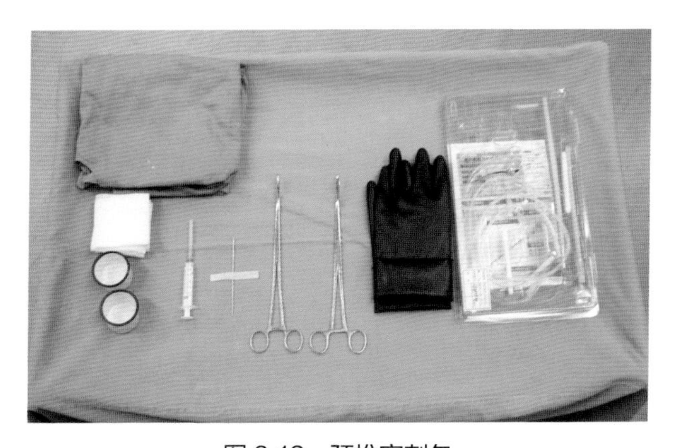

图 3-12 颈椎穿刺包

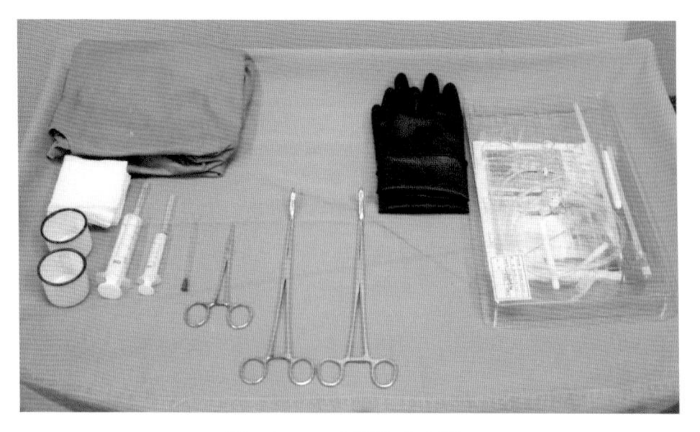

图 3-13　腰椎穿刺包

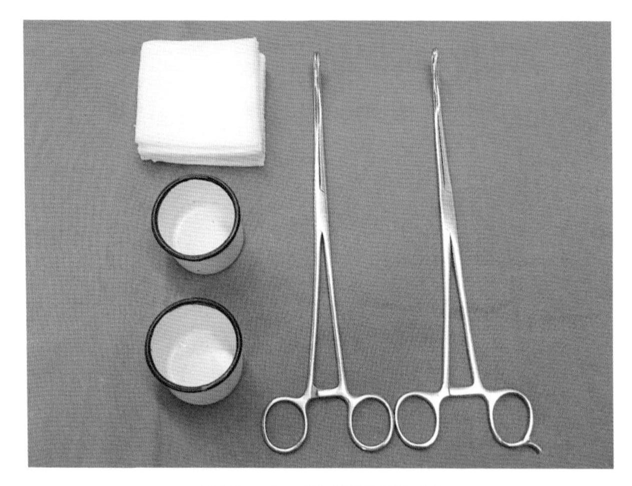

图 3-14　手术消毒物品

8. 防护用品（激光防护镜、铅衣、铅帽、铅围领、X 线防护手套、铅床围等物品）（图 3-15~ 图 3-19）。

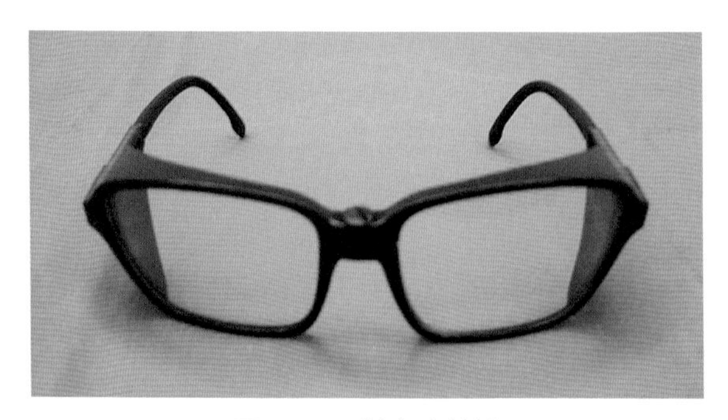

图 3-15　激光防护镜

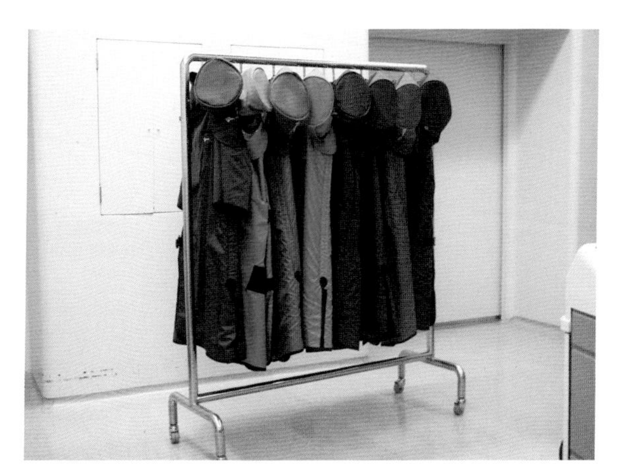

图 3-16 X 线防护物：铅衣、铅帽

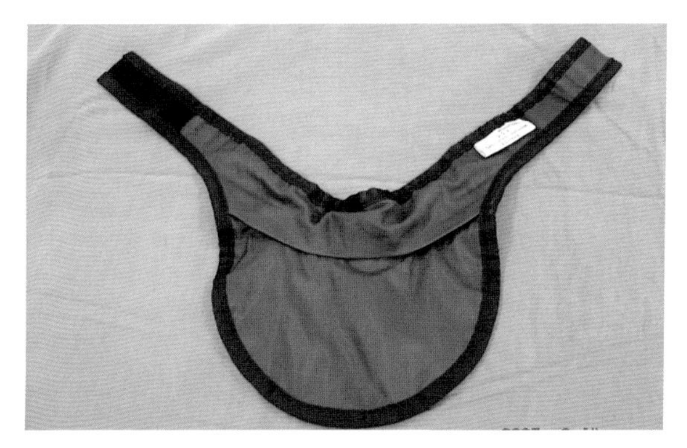

图 3-17 X 线防护物：铅围领

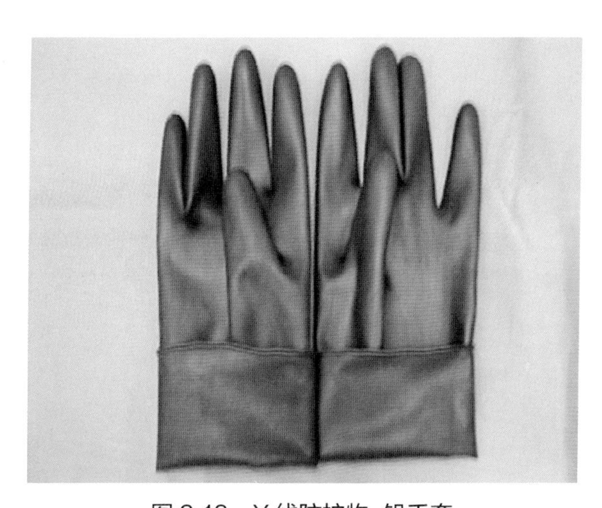

图 3-18 X 线防护物：铅手套

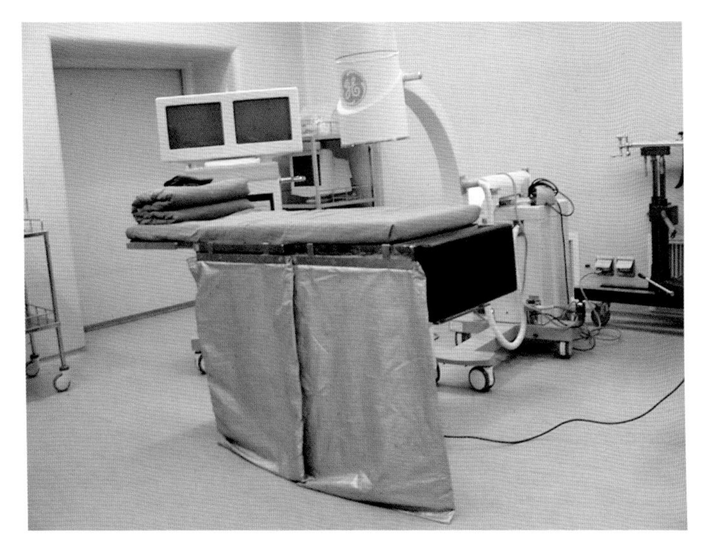

图 3-19　X 线防护物：铅围床

9. 颈部用体位垫（25cm × 15cm × 5cm、中等硬度）、腰部用体位垫、约束带（图 3-20）。

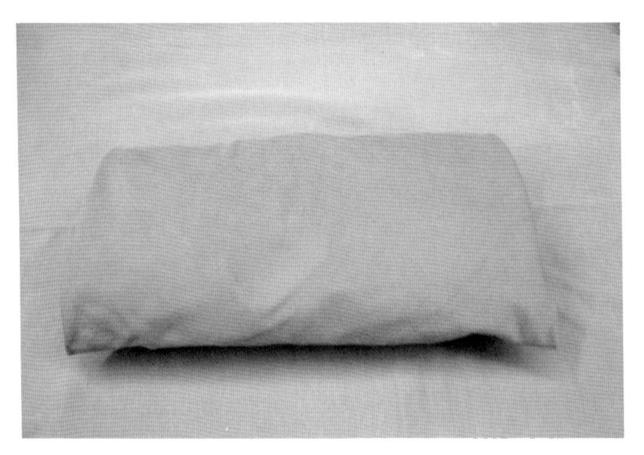

图 3-20　颈椎肩胛垫枕（25cm × 15cm × 5cm、中等硬度）

二、药品

1. 0.5%~1% 利多卡因局部麻醉药物（图 3-21）。
2. 复方倍他米松注射液（腰椎用）。

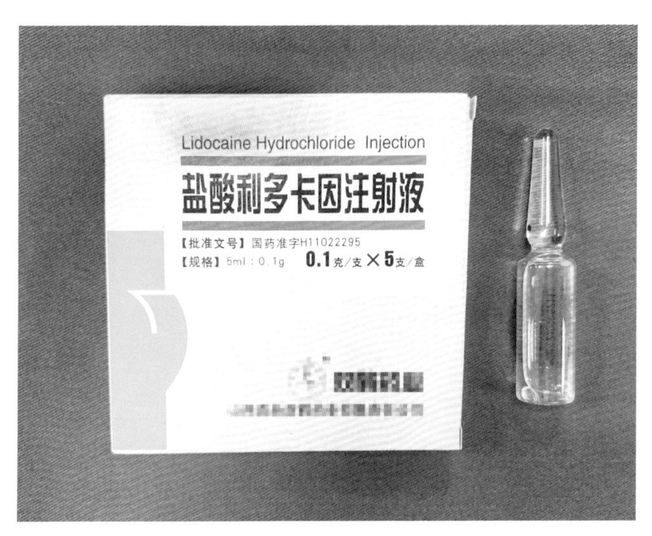

图 3-21　局部麻醉用药

（任龙喜　刘　正）

第二节　PLDD 手术人员及其分工

一、手术医生

术者，实施手术操作。

二、C 形臂机操作员

C 形臂机操作员，配合手术医生完成目标椎间盘穿刺、定位。

三、激光仪器管理人员

激光仪器管理人员，配合手术医生妥善连接光纤，设定参数，可由经过培训的巡回护士担当。

四、洗手护士、巡回护士

在护理人员摆好体位后，对患者的颈腰椎正侧位进行初步测试定位。C 形臂机应置于无论正位还是侧位旋转时均方便的位置。为了节省时间、尽量避免不必要的放射线照射，我们的经验是如果要透视 $C_{4\sim6}$ 间隙，C 形臂机中心应位于喉结透视颈椎正位（图 3-22），以外耳道为水平、对准喉结进行颈椎的侧位透视（图 3-23）。如果要透视 $L_{4/5}$~S_1 间隙，C 形臂机中心应位于髂嵴最高位向下 2cm 水平线与过髂嵴最高点纵轴线交点处（图 3-24、图 3-25）。

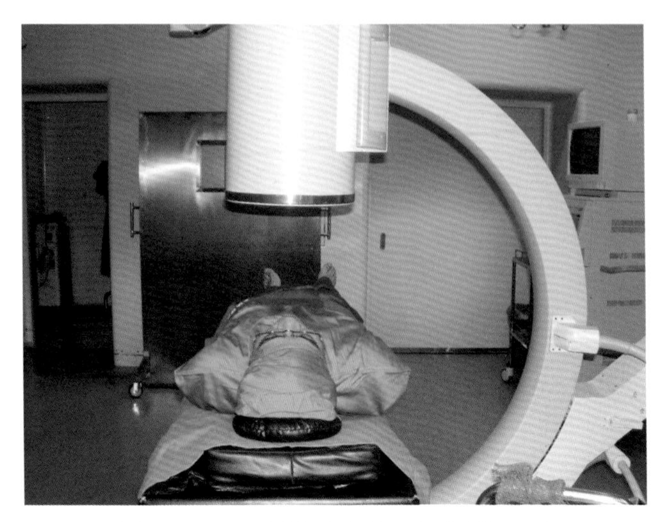

图 3-22　C 形臂机中心位于喉结透视正位

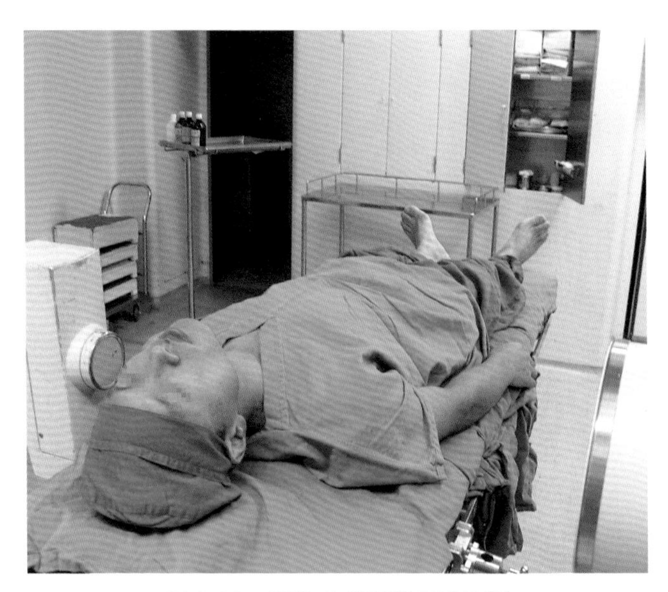

图 3-23　颈椎 C 形臂机正确位置

C 形臂中心以外耳道为水平、对准喉结进行颈椎的侧位透视。

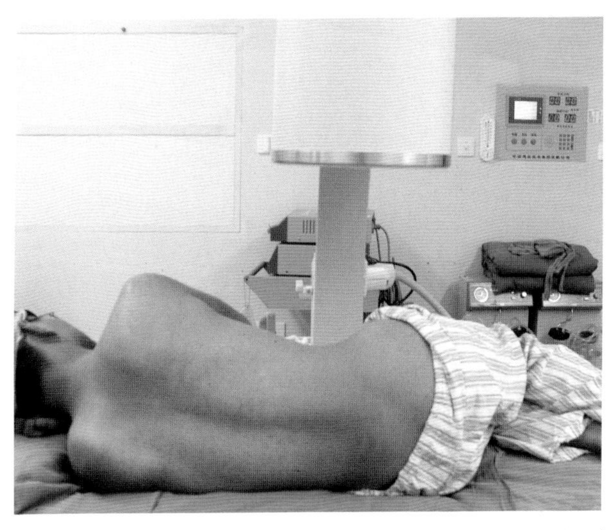

图 3-24　腰椎 C 形臂机正确位置，以同时显露 $L_{4/5}$~S_1 间隙

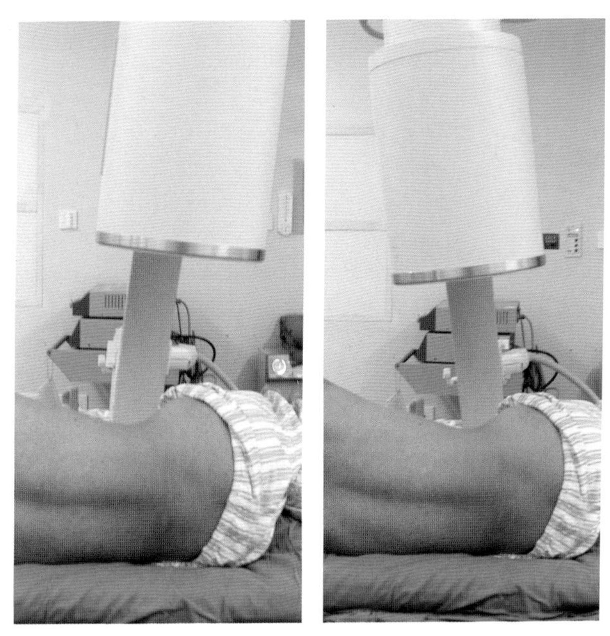

图 3-25　C 形臂向头侧或尾侧适度倾斜以便清晰显露椎间隙

其他人员分工详见本章第六节。

（任龙喜　刘　正）

第三节　PLDD 操作技术

一、颈椎

（一）体位

患者取仰卧位，肩胛间置 25cm × 15cm × 5cm 体位垫（肩垫），其头端与锁骨平齐，头后仰，头枕头圈。患者术中不能言语，可双手分别持不同的可发声物品（如摇铃、玩具），当术中患者双上肢出现不适时，可通过弄响手中物品提示不适侧（图 3-26~图 3-28）。

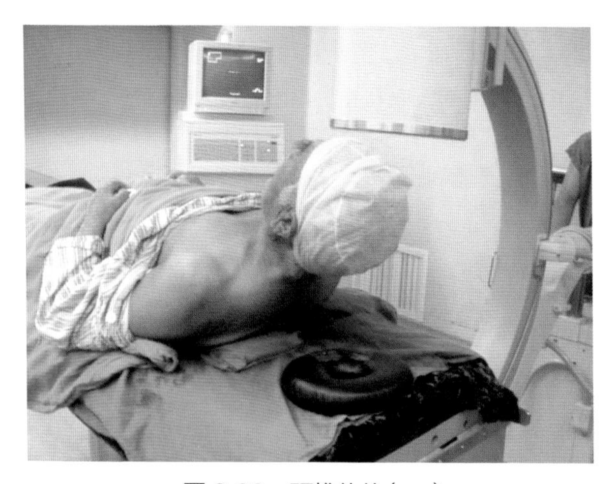

图 3-26　颈椎体位（一）

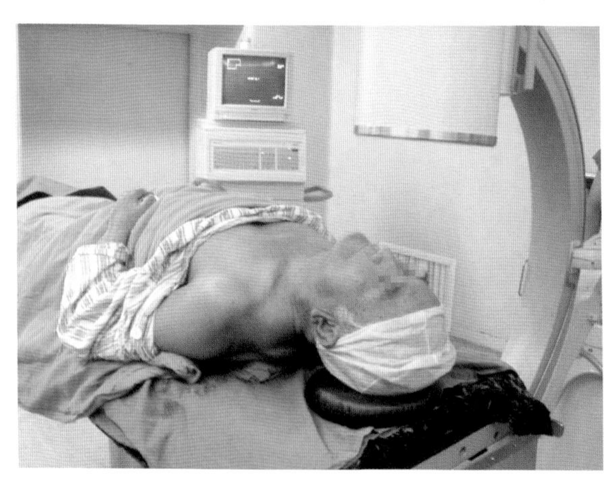

图 3-27　颈椎体位（二）

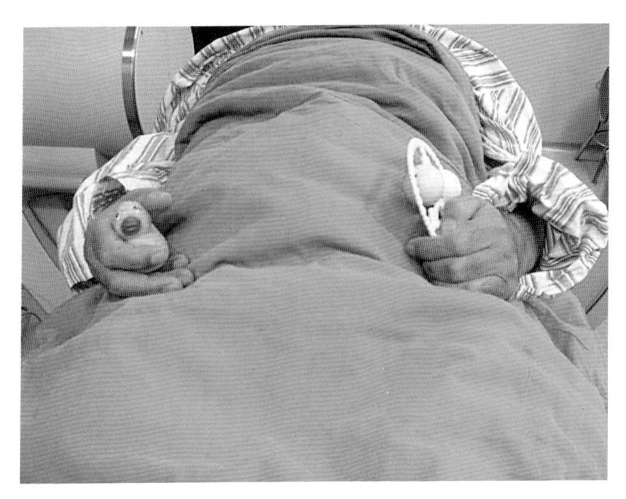

图 3-28　颈椎体位（三）

（二）消毒

消毒范围包括以穿刺点为中心周围 15cm 皮肤，一般消毒范围下至锁骨下 5cm、上至下唇下 1cm、左右至颈外后交接部（图 3-29）。碘酊消毒 1 次，75% 乙醇溶液脱碘 2~3 次。

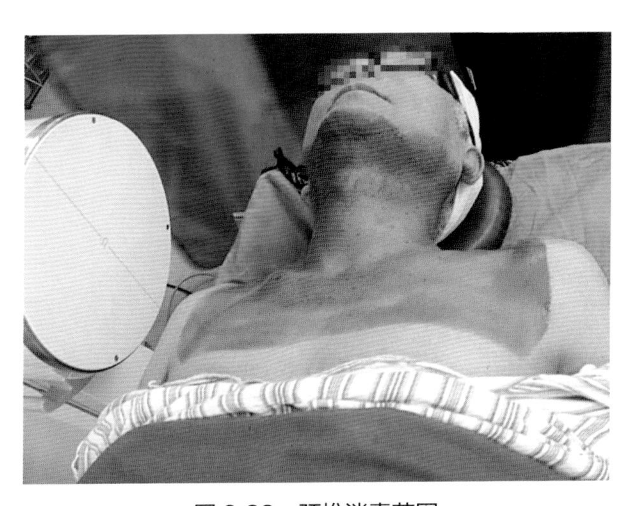

图 3-29　颈椎消毒范围

（三）目的椎间盘定位及穿刺位置的选择

术前确定手术节段，将直径 1mm 克氏针置于颈前，无菌胶布固定，在 C 形臂机双向透视下定位穿刺椎间隙，并用标记笔标记，置无菌洞巾。

穿刺进针点的选择：对于初学者或操作技术尚不熟练者而言，一般情况下依据病变的部位而定，往往以病变对侧作为穿刺进针点，这样有利于针尖靠近病变侧。对于操作经验较为丰富者，无论哪一侧进针，只要妥当改变穿刺针的角度，均能将针尖刺入病变部位。

（四）局部麻醉

左手示指与中指稍稍分开，置于目的椎间盘标记线两侧，两指将气管食管尽量向左侧牵拉，右手示指于左手示指、中指间触及颈椎椎体前方，以确认无颈前脏器组织及血管。用 5ml 注射器，抽取 0.5%~1% 利多卡因 1~2ml，紧贴气管、食管右侧缘刺入目的椎间盘的前缘，回抽无血，开始注射，在缓慢推注的同时逐步拔除注射器，右手用干纱布按压，左手示、中指维持原位。

（五）穿刺

1. **一般性穿刺**　用 21G 穿刺针于局部麻醉部位刺入皮下后，用 C 形臂机行颈椎侧位透视，以再次确认目的椎间隙，同时调整进针方向，使穿刺针位于椎间隙正中且与上下终板平行。一般情况下，穿刺针针尾向左或右倾斜约 45°，向下倾斜 20°~30°，以保证穿刺针位置的方向性和准确性。关于针尖的位置，依据疾病的不同、病变侧别的不同而有所差异，原则上以靠近病变部位为宜。正位透视针尖在棘突与小关节突内侧之间（神经根型颈椎病）、针尖位于正中（脊髓型颈椎病）；侧位透视针尖的位置因激光仪器不同及光导纤维前端是否处理而不同，对于半导体激光，由于其光导纤维前端未做加工，激光出射距离较大，因此针尖应于椎体中后 1/3 处为宜。对于 Nd：YAG 激光，其光导纤维的前端做了特殊处理，故穿刺针针尖可位于椎体中后 1/4 处（图 3-30~ 图 3-37）。

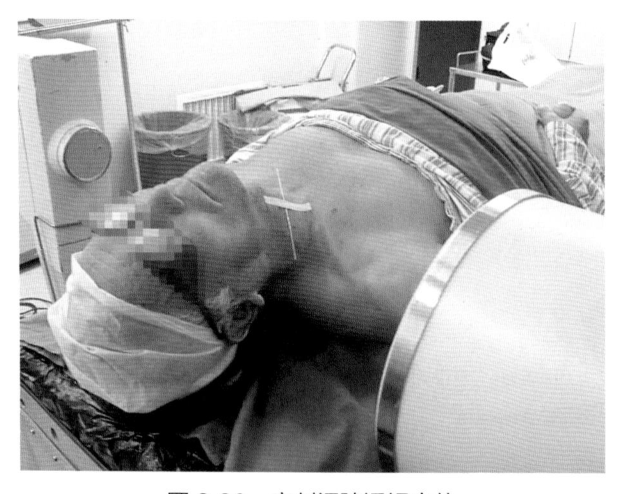

图 3-30　穿刺间隙透视定位

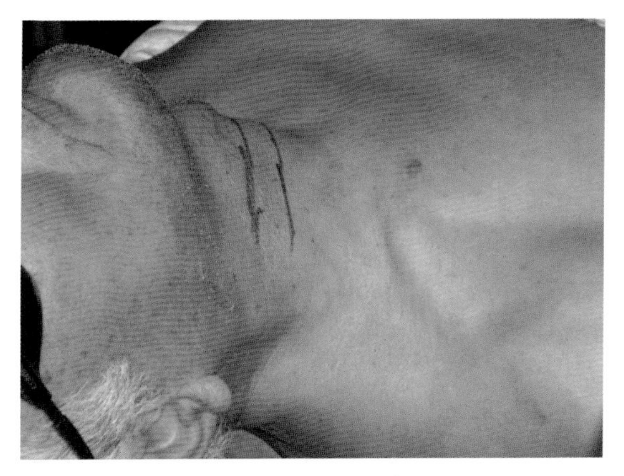

图 3-31　穿刺间隙标记

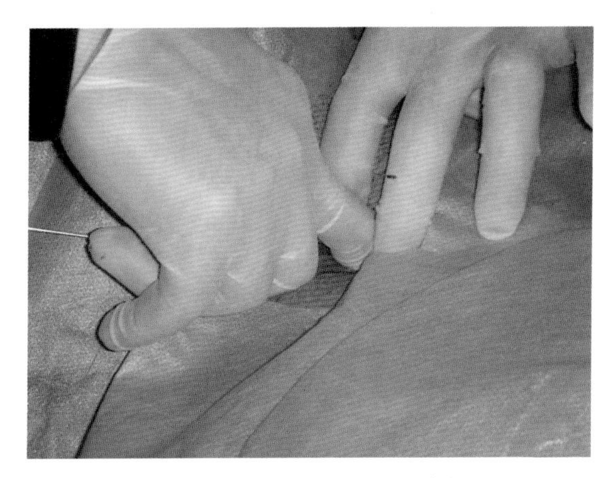

图 3-32　术中推移气管、食管

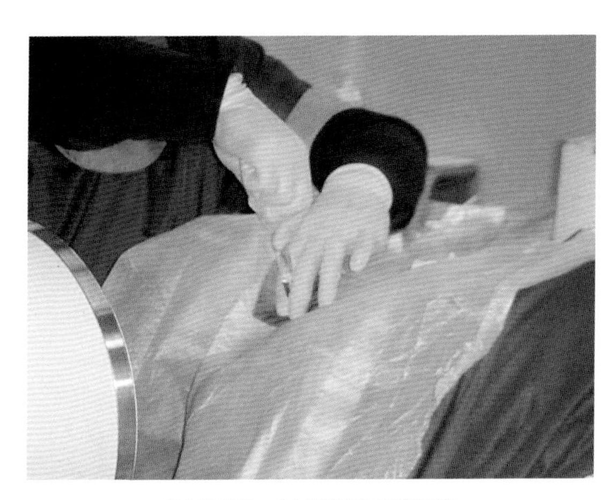

图 3-33　注射局部麻醉药

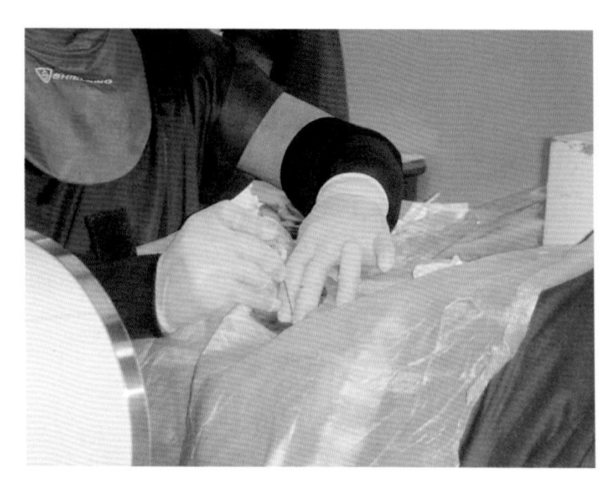

图 3-34 颈椎穿刺（一）

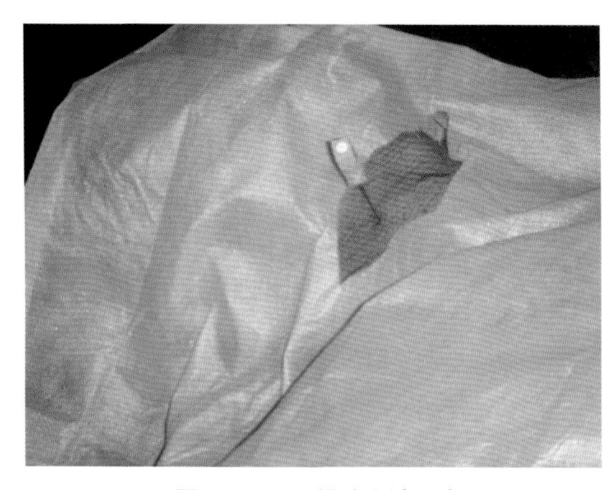

图 3-35 颈椎穿刺（二）

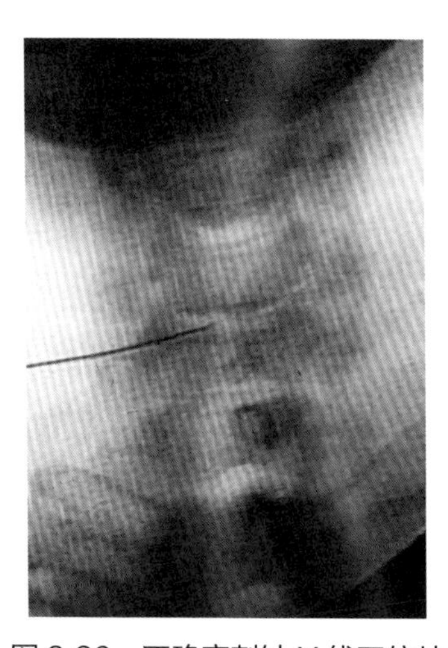

图 3-36 正确穿刺针 X 线正位片

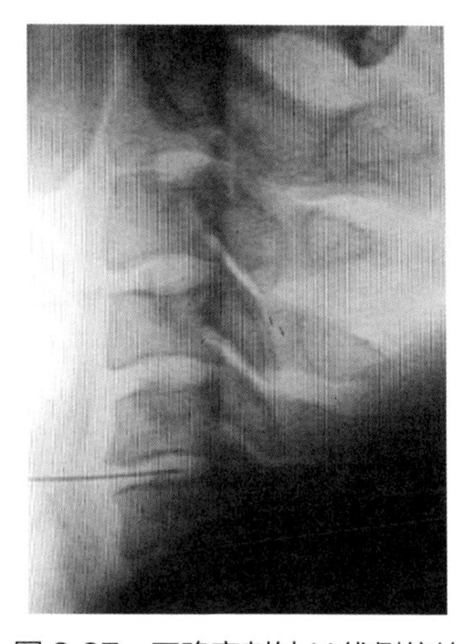

图 3-37 正确穿刺针 X 线侧位片

2. **特殊穿刺**　对于颈部较短，气管食管活动度较小者，术前需指导患者进行气管推移练习；$C_{2\sim4}$ 部位的穿刺较为困难，通常仅用示指将气管食管拉向一边，穿刺成功后，一定用手把持住针的位置，以防被牵拉的气管食管回位时将针带出。另外，该处容易出血，故拔针时需要及时、足够时间的按压，以免血肿发生；$C_{6\sim7}$ 部位穿刺，常遇到的困难是透视不易显露，术前教会患者双肩向下、向后的动作尤为重要，没必要牵拉上肢，即可很好地显露下位颈椎间隙；对于椎体前缘骨刺形成者，在调整好方向的前提下，可采取捻针法将穿刺针缓慢钻入。对于如鹰嘴样骨刺，当穿刺针进入骨刺间时，将针尾向前上折弯，以上位椎体骨刺尖为支点，使进入骨刺的穿刺针逐渐形成一弧度，与鹰嘴样骨刺的弧度相背，此时，将针旋转 180°，将穿刺针刺入（图 3-38）。

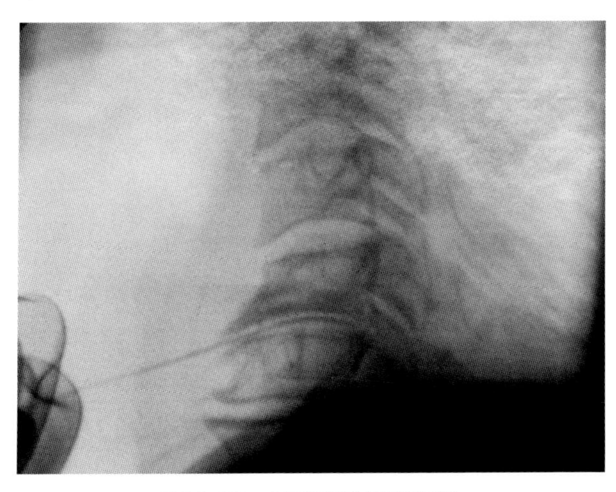

图 3-38　特殊颈椎间隙穿刺

（六）能量设置

1. **激光仪初始能量**　Nd：YAG 激光设置为每秒 20 个脉冲，每脉冲能量为 500mJ，间隔 1 秒以 10J/s 的预定能量向椎间盘发射激光。半导体激光设置为每次脉冲时间 1 秒，间隔时间 1 秒，以 15J/s 的预定能量向椎间盘发射激光。

2. **能量 / 间盘**　YAG 激光以每秒 10J 的预定能量向椎间盘发射激光，总能量为 250~500J。半导体激光以每秒 15J 的预定能量向椎间盘发射激光，总能量为 400~600J。如果为两个以上椎间盘同时汽化，每个间盘能量应酌情减量。

（七）终止激光指标

髓核汽化声由高频高调逐渐变为低频低调（图 3-39），光导纤维前端可见有黑色碳化物附着，可闻及烧焦的气味，颈椎总热量在 300J，这是激光照射终止的参考指标。但这里应强调的是绝不能不顾患者的不适主诉而追求以上指标，是否终止激光照射的关键因素取决于患者的主诉。我们的经验是患者自觉背部或上肢热、疼、麻木感出现时，应终止激光照射。这里需注意的是，患者起初感觉不适，应暂停激光照射，拔出光导纤维，充分排出热气（图 3-40）、减低间盘内压力或降低每秒输出功率后再试激光照射，如仍感不适或疼痛时，应立即停止照射为宜。

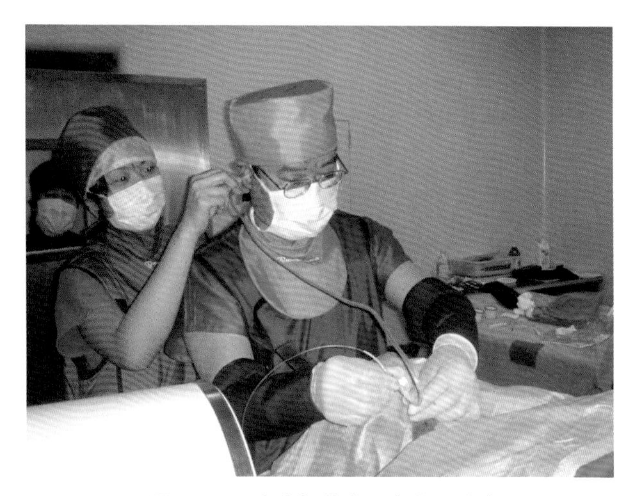

图 3-39　术中操作（观察汽化声）

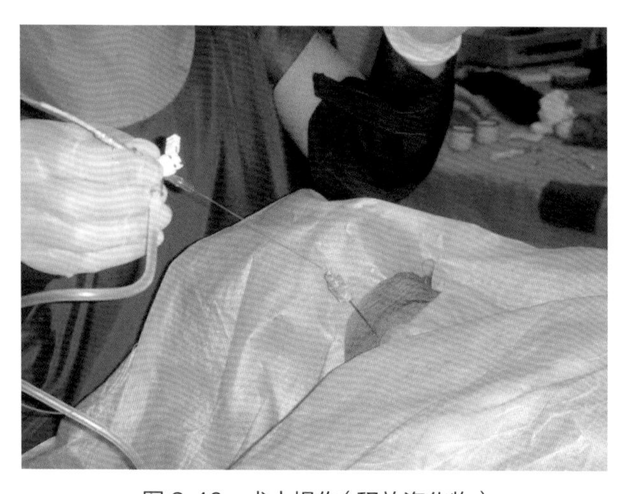

图 3-40　术中操作（释放汽化物）

手术完毕后，给予颈前部穿刺点局部再次消毒，并外用辅料覆盖伤口，佩戴颈托外固定保护（图 3-41、图 3-42）。

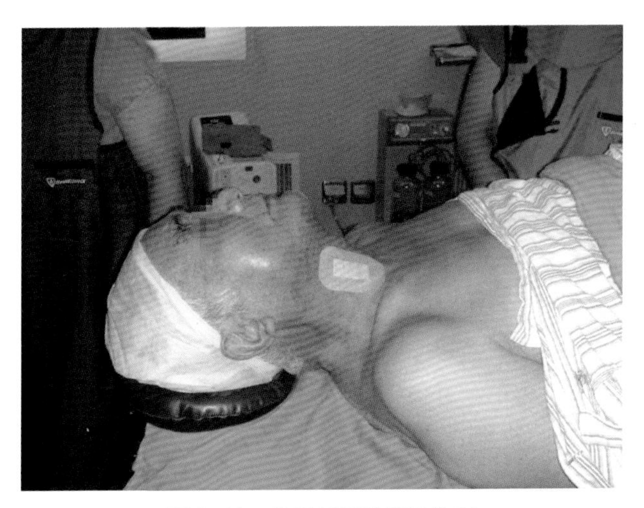

图 3-41　术后创可贴覆盖伤口

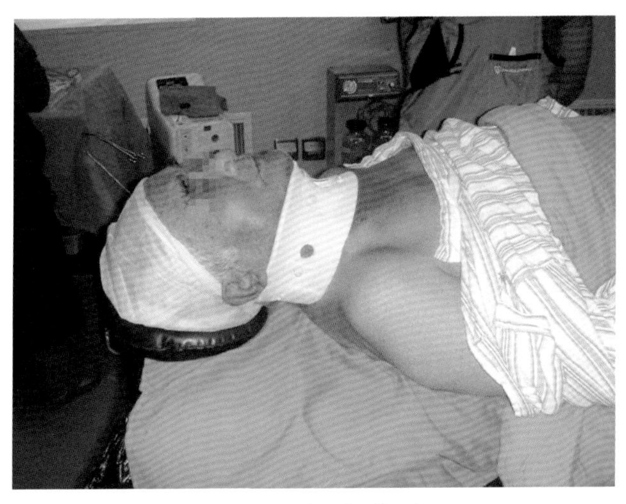

图 3-42　术后佩戴颈托

二、腰椎

（一）体位

协助患者取侧卧位，患侧在上，屈膝、屈颈，背部呈弧形，腿部用约束带固定；或俯卧位，腹部悬空，俯卧于复位体位垫上（图 3-43）。

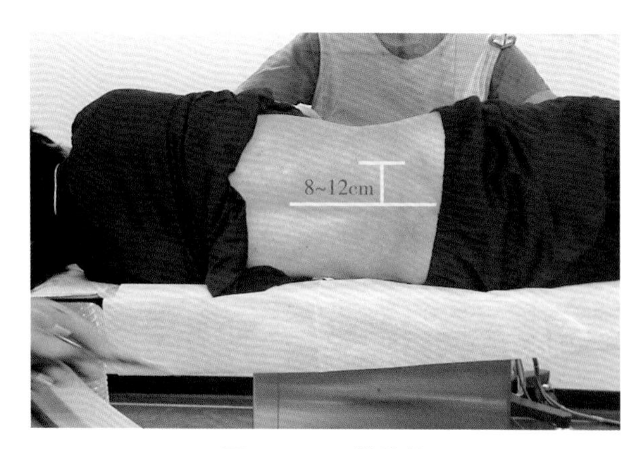

图 3-43　腰椎体位

（二）消毒

消毒范围包括以穿刺点为中心周围 20cm 皮肤，碘酊消毒 1 次，酒精脱碘 2~3 次（图 3-44）。

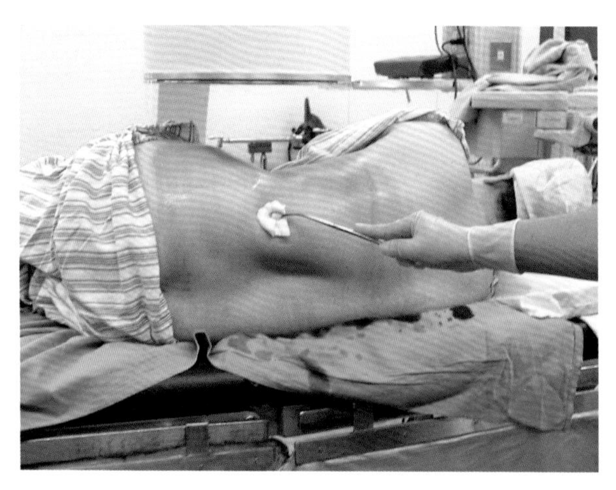

图 3-44　腰椎消毒范围

（三）定位

以棘突为基点向患侧旁开 8~12cm（体型瘦者旁开的距离应小于体型胖者、L_5/S_1 间隙旁开的距离应小于 $L_{4/5}$ 间隙），一般为成人四横指宽度，做一纵行标志线，再用无菌克氏针或用直型血管钳，触及背部皮肤，在 C 形臂机透视下确认目的椎间隙、使标记物位于椎间隙中央，且与上下终板平行，此时用标记笔沿标记物做一横斜行标记线，其与纵行标志线的交点为该目的椎间盘的穿刺点（图 3-45~ 图 3-47）。穿刺点确认后，置无菌洞巾（图 3-48）。

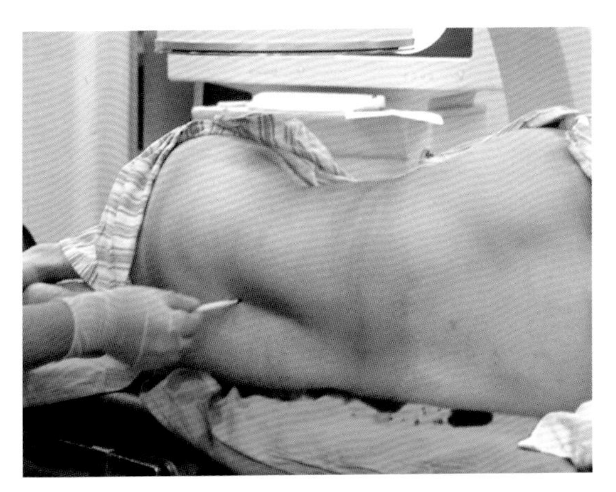

图 3-45　腰椎穿刺棘突标记

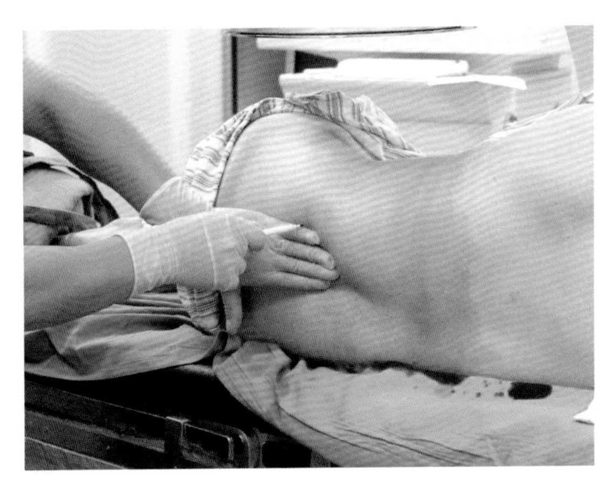

图 3-46　棘突旁开四指 8~12cm

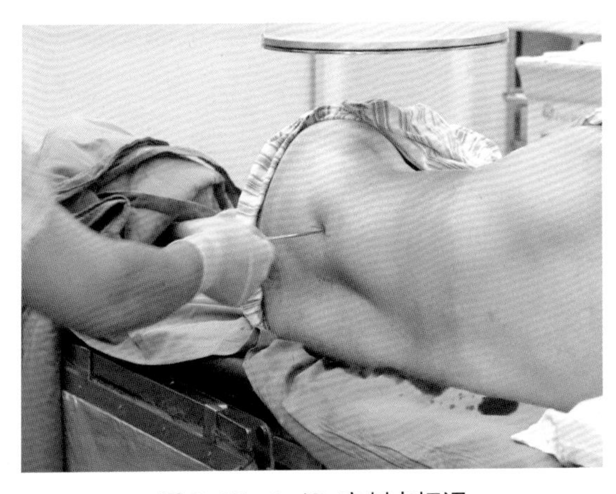

图 3-47　L_5/S_1 穿刺点标记

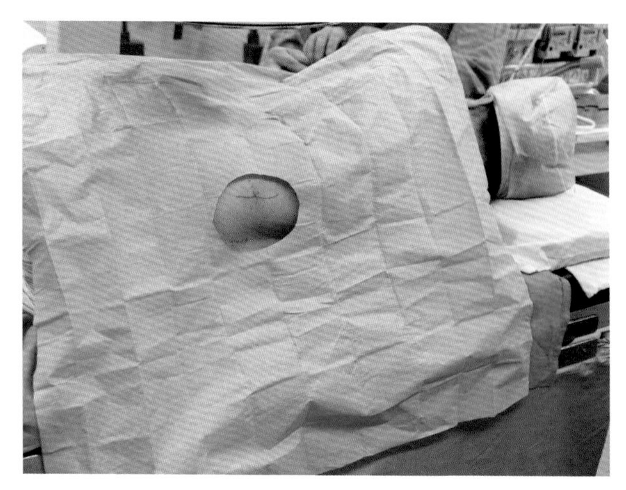

图 3-48 置无菌洞巾

（四）局部麻醉

用 10ml 注射器，7 号腰椎穿刺针，抽取 0.5%~1% 利多卡因 4ml，于标志点刺入皮下，针与水平面呈 45°，且与横斜行标志线相一致。用 C 形臂机行腰椎侧位透视，再次确认目的椎间隙，麻醉针头与下关节突内侧缘平齐，回抽确认无血、无脑脊液时，开始注射麻醉药，在缓慢推注的同时逐步拔除注射器（图 3-49）。

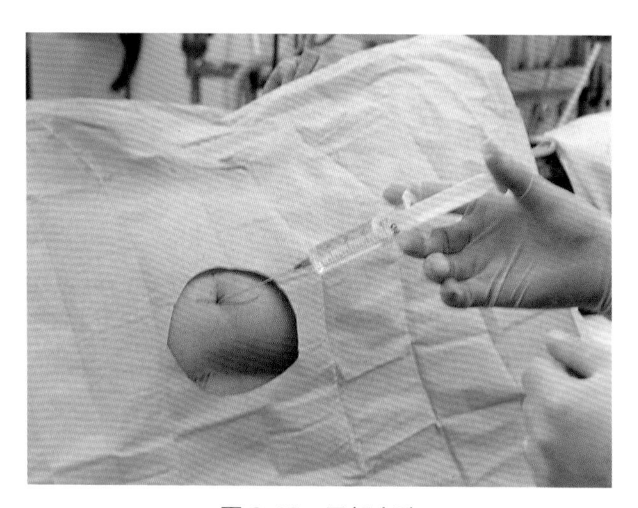

图 3-49 局部麻醉

（五）穿刺

1. **穿刺针的准备** 穿刺针前部呈弧形，可以帮助术者更精确地将穿刺针置入椎间隙。依据穿刺间隙的不同，穿刺针前部弧度大小不同。按 L_1~S_1 的顺序，穿刺针前部弧度逐渐加大，即折弯处延长线和针尖与折弯处连线的交角以 15°、30°、45° 逐渐加大（图 3-50~ 图 3-52）。

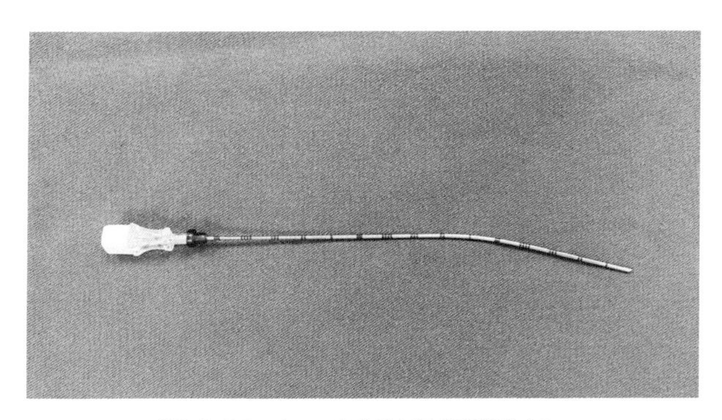

图 3-50　$L_{3/4}$ 穿刺针角度图示 15°

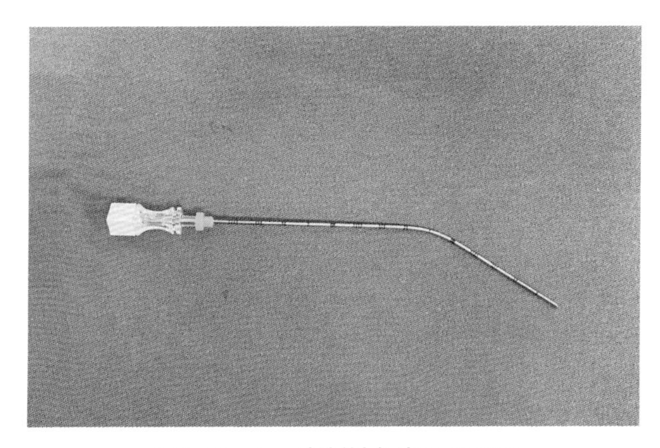

图 3-51　$L_{4/5}$ 穿刺针角度图示 30°

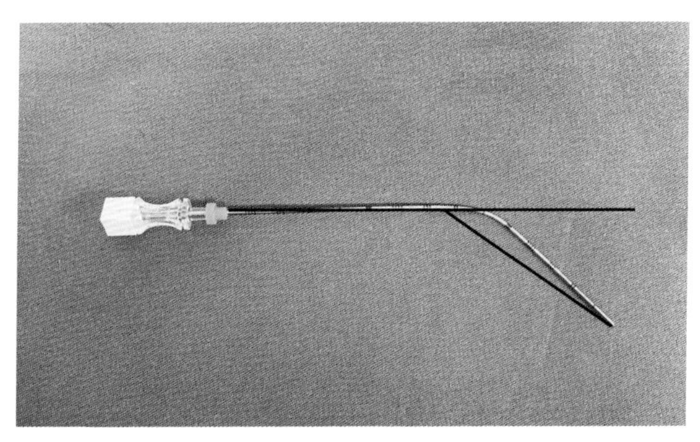

图 3-52　L_5/S_1 穿刺针角度图示 45°

2. **穿刺技术** 使用预先弯好弧度的 18G 穿刺针，于麻醉点刺入皮下，穿刺针与水平面称 45° 夹角，用 C 形臂机行腰椎侧位透视，再次确认目的椎间隙，使穿刺针位于椎间隙正中且与上下终板平行，当触及关节突时，稍退针并压低针尾，向前缓慢进针，划过上关节突后外缘时，抬高针尾刺入椎间盘（图 3-53~ 图 3-55）。

3. **穿刺针位置** 一般情况下，在正位透视下，针尖位于中央即与棘突重合，在侧位透视下，针尖位于椎体中后 1/3、于椎间隙中部且平行于上下终板（图 3-56~ 图 3-58）。

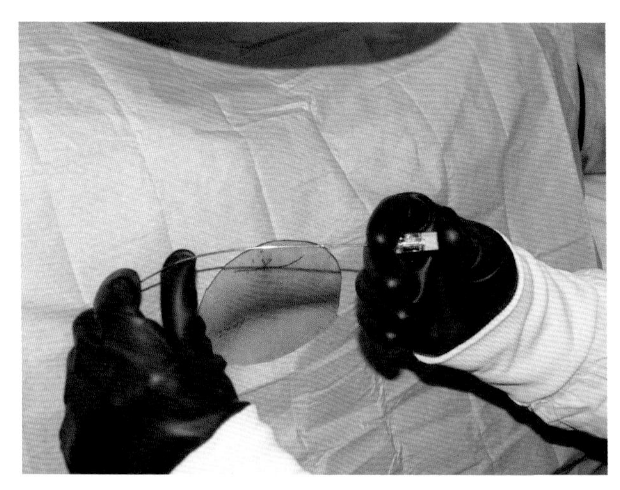

图 3-53 穿刺针的准备

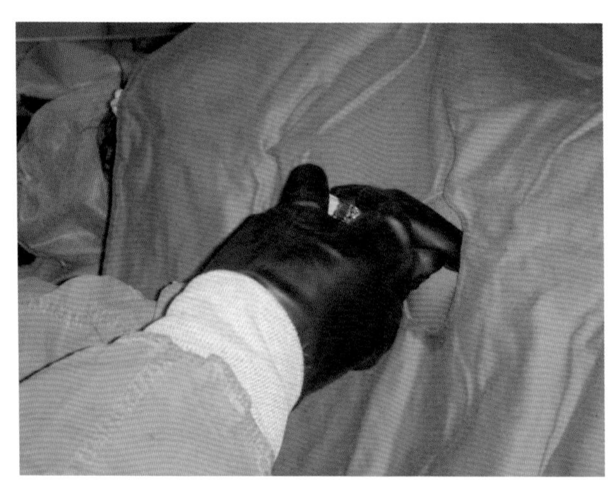

图 3-54 穿刺技术

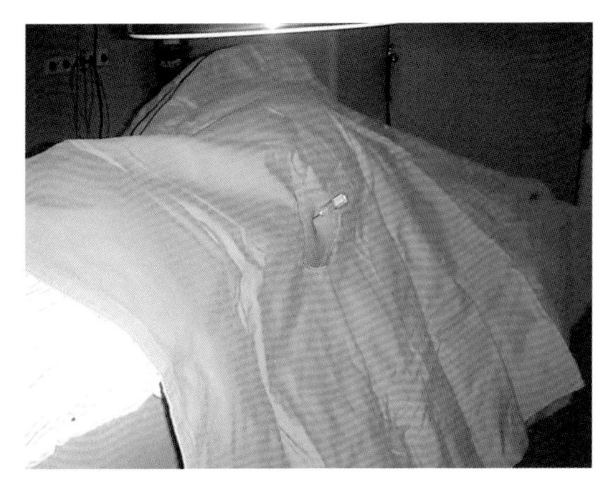

图 3-55　穿刺位置满意后体表穿刺针位置

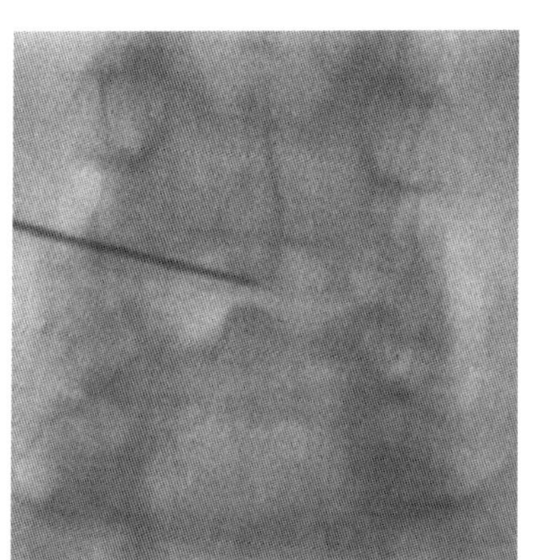

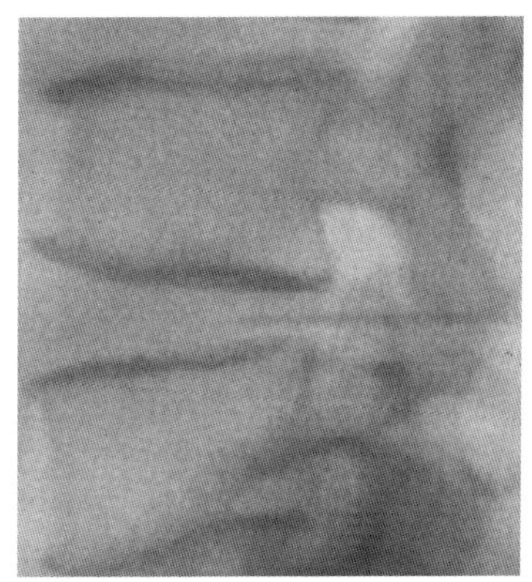

图 3-56　正确穿刺针正侧位影像

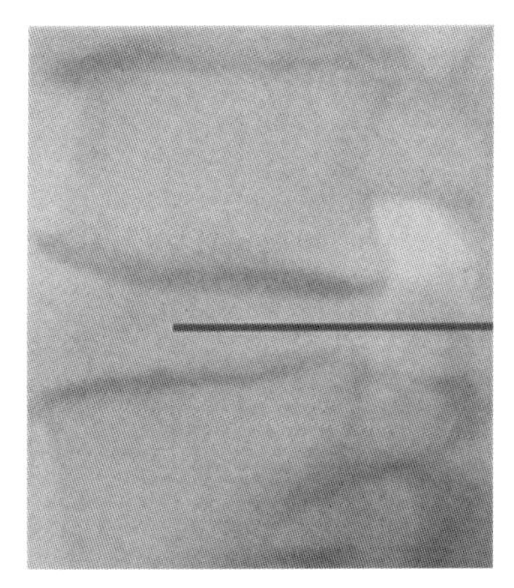

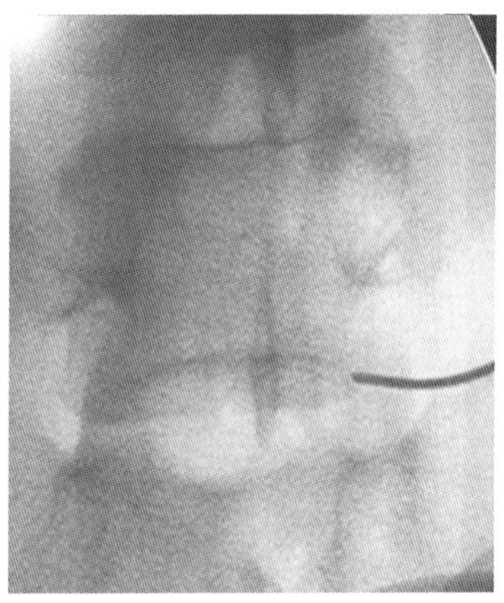

图 3-57　穿刺角度过小的正侧位示意图

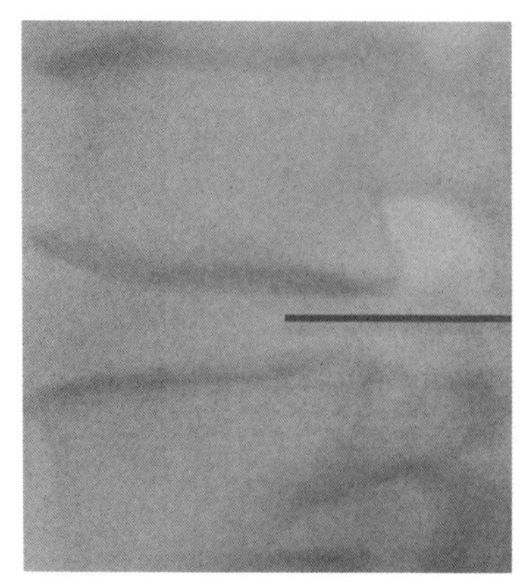
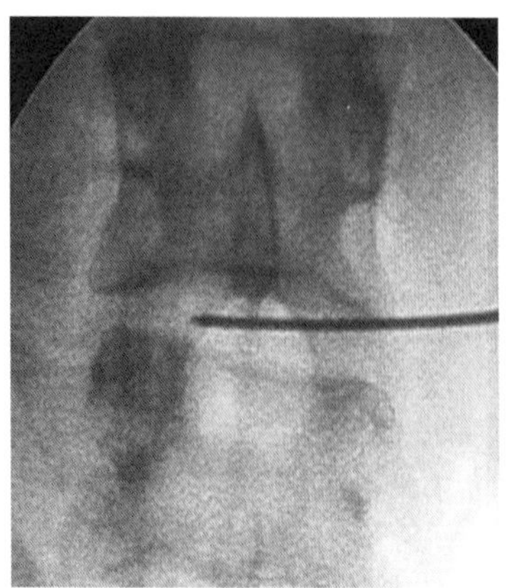

图 3-58　穿刺角度过大的正侧位示意图

如果椎间盘为中央型突出，而且仅一侧有症状时，穿刺针尖应位于中央偏后，如果两侧均有症状，则穿刺针尖可达对侧棘突与椎间关节间。

（六）特殊穿刺

1. L_2、L_3、L_4 穿刺时，穿刺针弧度约 15° 为宜。另外，因 S_3、S_4 神经根发出的角度较小，在穿刺时很易触及神经根，故在穿刺时应特别注意缓慢进针，特别强调应紧靠上关节突外缘刺入椎间盘，以防损伤神经。

2. L_5/S_1 穿刺比较困难，尤其是高位髂嵴时。穿刺针弧度约 45°，穿刺点于棘突旁开约 6cm，穿刺针紧靠髂骨进针，在滑过 S_1 上关节突后外缘的过程中逐渐抬高穿刺针针尾（图 3-59）。遇到阻力时，如果穿刺针与水平面夹角过大，针尖往往触及关节突；如果穿刺针与水平面夹角过小，针尖往往触及髂

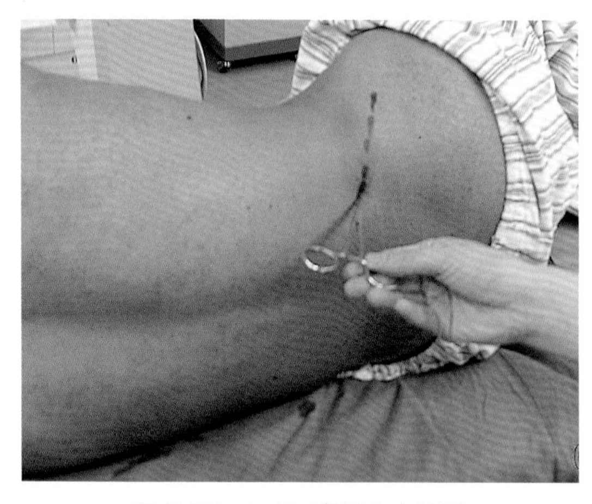

图 3-59　L_5/S_1 穿刺方向标记

骨，应适时调整穿刺针的方向。当穿刺针滑过 S_1 上关节突后外缘，发现针尖偏上或偏下时，可旋转穿刺针进入椎间隙（图 3-60）。

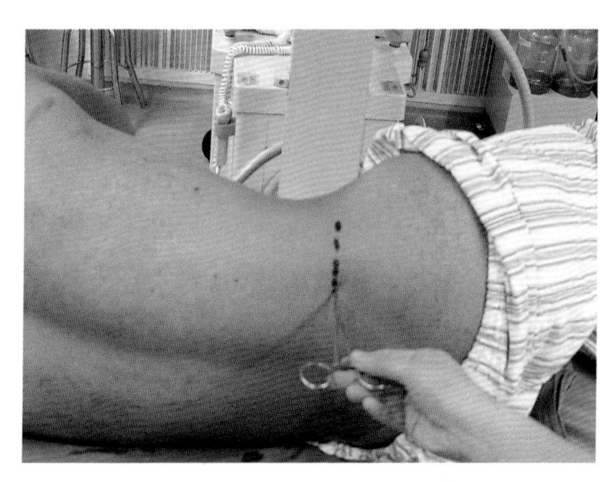

图 3-60 $L_{4/5}$ 穿刺方向标记

3. 对于椎体后外侧缘有骨质增生时，在腰椎正侧位透视下确认穿刺针位置准确无误后，可用旋转进针手法缓慢将针钻入。

（七）能量设置

1. 激光仪初始能量 Nd：YAG 激光仪设置为每秒 27 个脉冲，间隔 1 秒，每脉冲能量为 500mJ，以 13.5J/s 的预定能量向椎间盘发射激光，每 200J 左右向外拔出穿刺针一次，分 3 次拔出，最后一次拔出针尖应位于椎体后缘。半导体激光设置为每单脉冲时间 1 秒，间隔时间 1 秒，以 20J/s 的预定能量向椎间盘发射激光。

2. 能量 / 间盘 Nd：YAG 激光每椎间盘总能量为 500~800J。半导体激光每椎间盘总能量为 600~1 000J。

（八）终止激光指标

髓核汽化声由高频高调逐渐变为低频低调，光导纤维前端可见有黑色碳化物附着，可闻及烧焦的气味，椎间盘总能量的设定，仅作为激光照射终止的参考指标。但这里应强调的是绝不能不顾患者的不适主诉而追求以上指标，是否终止激光照射的关键因素取决于患者的主观感受。如患者手术时诉下肢热感或放射痛，应立即停止激光照射。

（任龙喜 刘 正 韩正锋）

第四节 PLDD 的适应证与禁忌证

PLDD 患者选择必须基于对临床症状、体征及影像学检查资料的综合分析。适应证与禁忌证的把握是手术疗效好坏的前提之一。从国内外资料看，对于指征的选择及严格程度的把握不尽相同。如果手术指征把握得过严，会有很大一部分患者因条件所限，不能及时手术，以致病情进一步发展，造成神经功能不可逆损害。如果适应证过松，很可能出现术后疗效差，甚至无效，并有可能会延误治疗时机。因此，如何选取手术病例，仍须进一步的探讨与实践。现将常见的观点陈述如下。

一、PLDD 治疗颈椎病的适应证与禁忌证

（一）肖承江等[1]于 1999 年提出

1. **适应证**　①颈椎间盘突出症状重，影响日常工作和生活，经保守治疗 4~8 周无效；②经保守治疗后短期复发或反复加重；③经 MRI 诊断颈椎间盘突出，症状与影像学相符。

2. **禁忌证**　①椎间孔及椎管狭窄；②髓核游离椎管内；③合并椎管内肿瘤或椎体结核；④咽喉部肿瘤和感染；⑤甲状腺肿；⑥患者精神障碍不能配合完成手术。

（二）Martin 等[2]于 2001 年提出

1. **适应证**　①颈椎间盘膨出、突出或椎间盘退行性变；②具有颈肩痛及根性症状；③保守治疗及物理治疗 4~6 个月无效；④根据做刺激性间盘造影术时症状的加重决定手术节段，特别是当影像学表现为多节段的椎间盘退行性变时。

2. **禁忌证**　①颈椎间盘脱出或游离；②肿瘤；③椎体或椎间孔的骨赘；④椎体不稳；⑤脊髓压迫；⑥相同节段接受过手术治疗；⑦骨折。

（三）杨有赓等[3]于 2002 年提出

1. **适应证**　①MRI 确定有一两个间盘突出导致的颈性眩晕者；②MRI 确定有多个椎间盘突出，但其中 1 个椎间盘病变较重；③诱发根性疼痛、麻木伴转头眩晕者。

2. **禁忌证**　①以脊髓受损为主要临床表现的颈椎间盘突出者；②游离髓核疝入后纵韧带或椎管内；③间盘退行性变伴明显椎体后缘骨赘形成；④副神经损伤引发的颈部痉挛性抽搐者；⑤伴有椎间盘突出的后纵韧带骨化。

（四）朱杰诚等[4]于 2003 年提出

1. **适应证**　①颈肩臂痛并放射至前臂和手部；②轻度脊髓压迫，FRANK 分级 D 级以内（C 级以上的重度脊髓压迫应立即手术减压）；③椎间盘突出的 MRI 或 CT 及肌电图（EMG）表现与症状和体征相符；④保守治疗 8 周无明显改善。

2. **禁忌证**　①出血倾向；②严重的心脑血管疾病及精神障碍者；③急、慢性脊髓病；④突出椎间盘、韧带有钙化或椎间隙严重狭窄，椎管狭窄；⑤椎

间盘突出或游离至椎管内；⑥严重脊髓受压合并截瘫。

（五）任龙喜等[5]于 2004 年提出

1. **适应证**　①结合症状体征及影像学检查颈椎病诊断明确；②具有与影像学一致的定位体征；③保守治疗无效者；④对于颈性眩晕患者特别强调眩晕与颈部活动相关，影像学显示有颈椎亚不稳（过伸过屈位移大于 1mm 小于 2mm）或椎间盘退行性变、突出表现；⑤对于脊髓型颈椎病患者，强调压迫脊髓的主要原因为前方突出的椎间盘，且患者拒绝开放手术。

2. **禁忌证**　①颈椎间盘髓核脱出并游离者；②同节段有手术或药物溶核史；③合并出血性疾病或椎管内肿瘤；④严重退行性变、椎体滑脱、脊柱不稳；⑤甲状腺肿、颈咽部肿瘤、感染；⑥心肺等重要脏器功能不全者；⑦有心理障碍及精神障碍不能配合完成手术者。

（六）李康仁等[6]于 2007 年提出

1. **适应证**　①颈肩部疼痛伴有一侧或双侧上肢放射性疼痛、麻木，无明显神经系统体征；② MRI 或 CT 检查显示单个或多个节段的颈椎间盘膨出或突出。

2. **禁忌证**　① MRI 或 CT 检查显示多个节段的颈椎间盘脱出；②合并严重颈椎管狭窄或局限性狭窄者；③突出的颈椎间盘出现钙化、骨化或后纵韧带钙化者；④有颈椎手术史者；⑤神经官能症患者；⑥伴有肥胖短颈给穿刺带来困难者。

（七）刘林[7]于 2008 年提出

1. **适应证**　①结合症状体征及影像学检查诊断明确者；②系统保守治疗无效者；③患者不愿或不能接受开放手术治疗；④积极要求 PLDD 治疗且无禁忌证者。

2. **禁忌证**　①发育性颈椎管狭窄者；②影像学 Pearce 椎间盘退行性变分级Ⅳ、Ⅴ级；③椎间高度中等以上程度变窄者、长谷川椎间盘突出分级Ⅳ度，MRI 显示纤维环破裂、髓核明显脱出者；④相邻椎体间水平位移 >3.5mm 或成角增大至 >11°，形成显著颈椎失稳者；⑤后纵韧带骨化（OPLL）者；⑥严重心理障碍者、严重心、肺等重要脏器功能不全者。

以上陈述了常见适应证禁忌证，目前没有较为统一的适应证和禁忌证标准。

二、PLDD 治疗椎间盘源性腰痛的适应证

适应证：①具有椎间盘源性腰痛特点的慢性下腰痛；②经正规保守治疗 3 个月以上无效；③直腿抬高试验（–）；④下肢无呈神经根节段分布的麻木、肌力减退和冷感；⑤证实腰椎间盘退行性变或膨出。

禁忌证：椎间盘脱出、髓核钙化、腰椎滑脱、腰椎不稳和椎管狭窄患者。

三、PLDD治疗腰椎间盘突出症的适应证与禁忌证

（一）Ascher等[8]于1991年提出

1. **适应证** ①单侧神经根受压迫症状（表现为反射减弱，运动受损，节段性痛觉分布，Laseque征和Naffziger征阳性）；②CT、MRI、脊髓造影或椎间盘造影呈现典型的椎间盘突出征象，且突出的髓核组织仍被纤维环或后纵韧带所包绕并未形成游离的碎块脱落于椎管内；③至少有2个月神经受损症状；④经过2个月保守治疗无效者。

2. **禁忌证** ①游离型椎间盘突出症；②腰椎管狭窄症；③伴有腰椎滑脱；④明显椎间隙狭窄；⑤有严重的腰椎骨质增生、骨桥形成者；⑥影像学有椎节失稳者；⑦开放手术禁忌证。

（二）齐强等[9]于1994年提出

1. **适应证** ① 从不愿意接受切开手术的患者中选择；②单纯的椎间盘突出或膨出。

2. **禁忌证** 以椎间盘脱出、游离或骨性压迫为致病因素的患者。

（三）Steiner等[10]于1998年提出

1. **适应证** ①包容型、非游离型的椎间盘突出；②症状、体征与影像学检查资料相一致；③严格保守治疗6个月无效。

2. **禁忌证** ①腰椎管狭窄；②腰椎滑脱；③腰椎开放手术史。

其余适应证与禁忌证与开放手术相同。

（四）毕万利等[11]于2000年提出

1. **适应证** ①腰、腿痛，腿痛尤重者；②2~3个月保守治疗无效；③直腿抬高试验阳性；④神经系统损伤表现，如浅感觉异常、肌力下降、反射异常等；⑤均经CT或MRI确诊为椎间盘突出或局限性膨出、且临床症状与影像诊断基本相符。

2. **禁忌证** ①出血倾向；②严重的心脑血管疾病、孕妇及精神障碍者；③突出椎间盘有严重钙化或骨化、椎间隙或椎管严重狭窄者；④曾做过外科手术或溶核术者；⑤其他原因所致的腰、腿痛，如小关节退行性改变致侧隐窝狭窄、脊柱或椎管内肿瘤、明显椎间盘脱出、游离型椎间盘脱出及骨折片进入椎管者。

（五）程杰平等[12]于2004年提出

1. **适应证** ①保守治疗1个月仍无效的单侧椎间盘突出症；②中央型椎间盘突出症但不伴有马尾神经损伤者；③多间隙突出但主要为一或两条腰神经根受压者。

2. **禁忌证** ①突出椎间盘后缘骨化者或椎体后缘骨赘形成者；②巨大腰椎间盘突出者（中央型或单侧型）；③游离髓核疝入椎管、神经根管或后纵韧带下者；④伴明显的侧隐窝狭窄者；⑤伴马尾神经损伤症状和体征者；⑥合并较重的其他器官功能异常不能耐受生理刺激者。

（六）任龙喜等[13]于2005年提出

1. **适应证** ①腰疼伴随下肢疼痛、麻木、间歇性跛行；②有脊神经根受压的定位体征；③临床表现与MRI等影像学的诊断相一致；④包容型椎间盘突出、非游离型脱出；⑤经保守治疗两个月无效或反复发作。

2. **禁忌证** ①椎间隙明显狭窄；②椎体滑脱并脊柱不稳者；③骨性椎管狭窄、黄韧带肥厚、侧隐窝狭窄；④椎间盘脱出游离者；⑤有手术或药物溶核术史者；⑥出血性疾病或椎管和椎体肿瘤等病变者；⑦心肺等脏器功能不全不能耐受PLDD术者；⑧有严重心理障碍及精神质患者。

（七）Singh等[14]于2013年提出

适应证：①CT显示椎间盘突出，非游离脱垂型；②腿部症状重于腰部；③保守治疗无效；④无节段性不稳定；⑤无神经功能缺陷者；⑥至少3个月的慢性背痛；⑦间盘高度保留至少75%以上。

截至目前，没有较为统一的适应证和禁忌证标准。

（任龙喜 张彤童 郭保逢）

第五节 PLDD围手术期护理

一、PLDD术前护理

1. **心理护理**

（1）患者大多数入院前经各种保守治疗效果不佳，故对疾病的康复缺乏信心而产生悲观心理；同时对手术的安全性产生恐惧；加之该方法为较新的技术，患者对此了解甚少，对治疗产生怀疑。可使同病种术前术后的患者同居一室，便于交流，患者现身说法更具说服力，使之树立信心。

（2）责任护士根据患者的文化程度及理解能力，告知其PLDD的优点，最大特点：局部麻醉、微小创伤、不出血、住院时间短、副作用小、不留瘢痕、疗效满意，即使效果欠佳也不影响日后其他方法治疗，以增强患者的安全感。

（3）告知患者手术过程及术中配合、术后应注意的问题，使其对治疗过程有心理准备。通过对患者采取以上的宣教措施，缓解紧张情绪，使患者放下心理包袱，以最佳状态积极配合，保证手术顺利进行。

2. **术前准备** 完善的术前准备是保证患者手术顺利进行的基础。

（1）术前常规做好血常规、肝功能、血糖、凝血功能、心电图等检查，以了解患者的全身情况。

（2）告知患者术前禁食 4 小时，禁饮 2 小时，术前一晚可适当给予镇静剂，以利于患者休息。

（3）皮肤准备：术前 1 日沐浴，保持术区皮肤清洁。行 PLDD 手术可不备皮，观察局部皮肤有无破溃、疖肿、瘢痕，如穿刺部位皮肤出现异常及时通知医生。

（4）体位训练

1）腰椎疾病患者：术前应嘱患者行侧卧位耐受训练，逐步延长持续侧卧时间，以适应术中保持侧卧姿势。

2）颈椎疾病患者：由于 PLDD 手术操作过程中，患者采取仰卧位，肩后垫枕，会使部分患者感到不适，所以对于颈部较短的患者，术前练习仰卧位及颈部过伸位，以适应手术操作过程中的体位。同时为了适应术中对气管牵拉造成的刺激，在术前应该指导患者进行气管推移训练：

①因人而异，向患者解释气管推移训练的目的和要求，使其理解和配合。②局部皮肤及气管松弛者可不用训练，坚持 3~5 分钟即可，在此期间不发生呛咳，不做吞咽动作。③气管推移训练注意事项：练习不要过度，防止频繁刺激气管导致炎性水肿，术中易发生呛咳。术前一日练习 2~3 次，每次坚持 3~5 分钟。④气管推移训练方法：左手 2~4 指从右侧向左侧推移，尽量把气管及食管推移过中线，用力要缓和。⑤劝导戒烟：吸烟患者术中易发生呛咳，患者不能耐受，影响手术的进行。术前了解患者的吸烟史，告知患者吸烟的危害性，劝其戒烟。

（黄丽华　关红辉　陈　蕾　赵　璐）

二、PLDD 术中护理及配合

（一）颈椎 PLDD 术中护理及配合

1. **肢体语言交流**　在治疗过程中，为了穿刺针不损伤食管、气管等组织，不允许患者讲话。因此在手术过程中，患者与护士要通过肢体语言进行交流，才能保证手术安全。巡回护士站在手术床的左侧，站在脚凳上，面对患者略微俯身，将左手伸过去与患者的右手接触，右手与患者的左手接触。术前告知患者，手术中若右上肢疼痛或有不舒适感，用右手握一下护士的左手，若左上肢有不适感用左手握一下护士的右手，若背部或颈后部出现疼痛或不适感时就握双手。

2. **物品准备**　使用电动手术床，将床调至适宜高度便于术者操作，检查 YAG 激光治疗仪、C 形臂机是否处于正常工作状态，准备好环氧乙烷灭菌的激光光导纤维、三通管、长 15cm 的 9 号带芯穿刺针、带刻度的尺子、标记笔、皮肤消毒包、局部麻醉药物、激光防护镜、铅衣、铅帽、铅围领、X 线防护手套等物品。

3. 手术配合

（1）巡回护士配合

1）患者取仰卧位，肩下垫 1 个薄枕，使头后仰，头下垫 1 个头圈。对于颈部过短的患者，在穿刺 $C_{6\sim7}$ 间隙时，嘱患者向下塌肩或巡回护士双手握住患者的双手，均匀用力向下拉患者的双上肢，使椎间隙充分显露。笔者团队几十例颈部过短患者，采用此方法均顺利完成手术。

2）术毕用创可贴覆盖切口，取出肩下薄枕，佩带颈托，使患者平卧，询问患者较术前有何变化及有何不适主诉，做相应记录后，护送回病房。

3）手术过程中注意光纤不要打硬折，避免断裂。机器上有 11 个标有阿拉伯数字的显示灯，当标有“5”的灯亮时，说明光纤与机器未接实，要重新安装，直到“5”的指示灯熄灭。各项指标设定：每秒 20 个脉冲，每脉冲能量为 500mJ，即以 10J/s 的预定能量向椎间盘发射激光。

4）激光的防护不能轻视，防护不当可引起角膜炎症，严重者导致视力下降，因此患者和术者均需佩戴防护眼镜。为安全起见，术者在拔出光导纤维时，不要面向观察手术的其他人员发射激光，巡回护士此时可暂时关闭激光发射装置。

5）术中肢体语言交流良好与否对手术的成败至关重要。巡回护士及时将信息反馈给医生，保证手术的安全性。配合医生注意观察患者的呼吸、心率变化，发现异常及时报告医生。

（2）器械护士配合

1）检查光导纤维通过穿刺针露出的长度，平均应在 3mm 左右，另一端由巡回护士协助接在机器上。激光治疗仪与光导纤维连接好之后，再打开电源，否则机器无法正常工作。

2）在术者穿刺椎间盘过程中，时刻注意 C 形臂机显示屏上穿刺针的位置变化，及时提醒术者，以便穿刺针顺利插入。

3）在激光发射过程中，护士需及时报告激光能量。在手术过程中将能量设定在 10J/s，每个椎间盘 250~500J。及时报告能量有利于术者控制总能量，防止能量过大损伤周围组织。

（二）腰椎 PLDD 术中护理及配合

1. 准备手术床、C 形臂机、手术物品。

2. 心理护理　大多数患者对手术存在恐惧、情绪紧张，因此，巡回护士术前要耐心向患者介绍手术方法，配合要点，缓解或消除其紧张心理，使其以良好的心态配合手术和治疗。

3. 手术体位　协助患者取侧卧位，屈膝、低头，背部呈弧形。患侧在上，腿部用约束带固定好。

4. 良好的沟通　告诉患者手术开始后不要动，如有不舒服或疼痛可以告诉护士，不要强忍。

5. 协助术者消毒铺巾。

6. 器械护士检查光纤，巡回护士配合将光纤连接好。注意光纤不要打硬折，避免断裂。检查光导纤维通过穿刺针露出的长度，平均应在5mm左右，另一端由巡回护士协助接在机器上。

7. 机器上有11个标有阿拉伯数字的显示灯，当标有“5”的灯亮时，说明光纤与机器未接实，要重新安装，直到“5”的指示灯熄灭。各项指标设定：时间单位设置为秒、每秒27个脉冲、每脉冲能量为500mJ，即以13.5J/s的预定能量向椎间盘发射激光。

8. 巡回护士要随时调整C形臂和激光治疗仪脚踏的位置变化。为安全起见术者在拔出光导纤维时，不要面向观察手术的其他人员发射激光，可暂时关闭激光发射装置。

9. 巡回护士根据术者需要随时调节激光治疗仪的参数，以确保患者的安全。在术者穿刺椎间盘过程中，时刻注意C形臂机显示屏上穿刺针的位置变化，协助术者完成操作。

10. 注意观察患者的呼吸、心率的变化，发现异常及时报告医生。

11. 激光发射过程中，护士需及时报告激光能量。在手术过程中将能量设定在13.5J/s，每个椎间盘500~800J，及时报告能量有利于术者控制总能量，防止能量过大损伤周围组织。

12. 准备好药物复方倍他米松注射液。

13. 术毕，创可贴敷盖伤口，松开腿的约束带，协助患者平卧位，注意把C形臂机推开，避免撞到患者。

（王吉英　李冬梅　刘惠芝　唐　敏　孙树霞）

三、PLDD术后护理

（一）病情观察

1. 术后测量血压、呼吸、脉搏及体温，并做好记录，嘱患者卧床休息4小时，有不适及时告之。

2. 观察穿刺部位有无红肿、渗出等炎性反应。

3. PLDD属微创手术，但如果操作不当，仍会出现神经根、脊髓损伤等并发症，因此需密切观察神经体征变化，每日详细记录四肢及躯体的深、浅感觉，四肢肌力变化等以确定手术效果。在经皮穿刺过程中，有发生多种并发症的潜在可能，如神经损伤、血管损伤、椎体感染或椎体坏死等，需高度重视。

（二）体位护理

术后平卧休息4小时，避免局部穿刺点出血继而形成血肿，同时减轻椎间盘内压力，避免汽化残存组织从穿刺孔内脱出压迫神经。一般情况术后卧床4小时后可轴向翻身。初次下床活动时必须注意姿势，由护士协助患者站立及下床。上下床方法：患者先侧卧，渐移至床边，然后双腿下垂，双脚着地后再慢慢坐起、站立，躺下时顺序相反，取侧卧位。

（三）固定

颈椎术后即佩戴颈托，确保维持颈椎中立位。佩戴颈托松紧要适宜，与颈椎的生理曲度相适应，过紧易出现颈托边缘及枕骨处皮肤压伤，过松起不到制动目的；颈托大小要求上缘抵下颌，下缘达胸骨。

腰椎术后即刻佩戴腰围，固定腰部，以利于腰椎的稳定性。腰围选择：上方至下肋弓，下方覆盖整个腰骶部，松紧以患者自觉绷紧但不妨碍呼吸为宜。责任护士术前根据患者不同体型，选择合适的腰围。

（四）腰部疼痛护理

激光汽化治疗后对髓核组织损伤，短时间内可引起髓核水肿压迫神经根，患者感到腰痛酸胀不适。对于腰部疼痛的患者进行心理护理，注意倾听患者主诉，告知患者术后腰部疼痛属正常反应，解除患者心理顾虑，必要时根据医嘱适当给予消炎镇痛药，以促进水肿的吸收。

（五）出院指导

1. **腰椎**　术后佩戴腰围4周，有利于椎间盘组织修复，维持腰椎的稳定性，就寝时可不戴腰围。术后第1日尽量减少活动，卧床休息，第2日如无疼痛可自由行走，第3日可进行日常活动，第7日可进行坐位工作。睡眠时卧硬板床，避免腰部过度屈伸。加强腰部功能锻炼，主要练习方法有三点支撑法、五点支撑法、飞燕式等，根据患者体质不同，每日坚持锻炼，循序渐进，增加脊柱肌力，减少疾病复发。术后注意饮食，加强营养，保持良好的心情，促进身体康复，定期门诊复查。

2. **颈椎**　术后佩戴颈托3周，有利于间盘组织的修复、脊柱稳定性的重建；睡觉时可不带颈托；术后第1日仰卧位尽量用低枕，术后饮食不受限制；术后第2日如无疼痛可自由行走；术后第3日可进行日常活动；术后第4日揭除穿刺部位无菌敷贴；术后第7日可进行坐位工作。养成良好的坐、站、行及劳动姿势，避免剧烈的颈部旋转动作，避免单一体位劳损，特别是减少前屈工作时间。加强颈部功能锻炼，增加颈椎的稳定性，降低颈性眩晕的复发。

指导患者掌握改变体位要“三慢”,即抬头转头慢、坐起慢、站起慢。告知眩晕发作时的紧急措施:立即卧床或抓住床栏、就地坐卧、闭眼,避免走动、睁眼,以免摔伤。

(黄丽华 关红辉 陈 蕾 赵 璐)

第六节 PLDD 术后疗效评价

一、PLDD 治疗神经根型颈椎病的疗效评价

颈椎病是临床常见病和多发病,根据《颈椎病的分型、诊断及非手术治疗专家共识(2018)》,颈椎病主要分为颈型、神经根型、脊髓型和其他型(椎动脉型、交感型)。75%~90% 的神经根型颈椎病患者经保守治疗可获得疼痛缓解[15-16],如果保守治疗无效,则建议手术治疗。1958 年,Smith 和 Robinson[17]完成了首例颈前路椎间盘切除融合手术(ACDF),该术式逐渐成为治疗神经根型颈椎病的“标准术式”。临长期临床观察表明,ACDF 治疗神经根型颈椎病可获得满意疗效[18-19]。然而,该技术仍有一些缺点,如喉返神经麻痹、吞咽困难、霍纳综合征、食管穿孔、椎间融合器(Cage)移位、脑脊液漏、邻近节段变性和假关节形成[20-22]。近年来,微创技术不断发展。刘东宁等[23]采用颈椎后路内镜下椎间盘切除术(MED)治疗单节段神经根型颈椎病,采用日本骨科学会(JOA)评分评价手术疗效,评分由术前(12.63 ± 1.09)分提高至(15.63 ± 0.50)分,末次随访时为(16.13 ± 0.62)分。该术式基于颈椎后路“钥匙孔”技术演变而来,通过有限切除部分椎板和增生的小关节而扩大椎间孔,同时去除偏一侧脱出的髓核达到神经根的减压,其操作空间有限,因此适应证仅限于单侧颈椎间盘突出和/或小关节增生所致椎间孔狭窄的患者,对于中央型颈椎间盘突出、脊髓型颈椎病或颈椎不稳的患者应为禁忌证。2007 年,Ruetten 等[24]首次建议通过经皮内镜手术经后路进行颈椎间盘切除术并取得了与传统手术相同的治疗效果,但住院时间更短,出血更少,组织损伤更少。接下来两年 Ruetten 等分别应用该技术治疗 175 例和 103 例神经根型颈椎病患者,均取得了与传统手术相同的临床效果且复发率更低,分别为 3.4% 和 3.7%,因此,当达到特定手术适应证标准时,经皮后路内镜下颈椎间盘切除术是一种充分安全的并且可以作为传统手术补充和替代[25-26]。与此同时,它提供了微创介入的优势,减少了手术相关的创伤[27]。杵峰等[28]研究比较了等离子髓核消融术与传统椎间盘摘除术治疗神经根型颈椎病,以 Milliams 评定标准评价两组患者的临床疗效,总优良率达 90%(45/50),疗效优于传统椎间盘摘除手术。等离子髓核消融术在治疗神经根型颈椎病方面具有较好的

疗效，该技术主要利用等离子刀把能量定点作用于椎间盘内部，调节低温度热凝，缩小髓核体积，缓解椎间盘对神经根的压迫，达到温和治疗颈椎间盘突出的效果。

PLDD 治疗神经根型颈椎病也取得了一定效果。任长乐等[29]应用半导体激光对 26 例神经根型颈椎病患者进行了 PLDD 治疗，术后利用 Macnab 法平均随访 10 个月，优良率达 80.7%。陈虹等[30]应用半导体激光对 13 例神经根型颈椎病患者进行 PLDD 治疗，术后随访 6 个月，总体有效率 76.9%。任龙喜等[31]采用 PLDD 治疗神经根型颈椎病连续随访，术后 1 个月、3 个月、6 个月、1 年、2 年、4 年、6 年、8 年的 JOA 评分优良率分别为 37.9%、51.7%、65.5%、81.0%、82.8%、80.9%、72.4%、72.7%，随访结果表明 PLDD 治疗神经根型颈椎病术后 1 个月内症状可得到部分改善，术后 1~6 个月疗效显著提高，术后 1 年左右总体疗效达到高峰，且术后 1~8 年内疗效稳定，无明显复发。

二、PLDD 治疗脊髓型颈椎病的疗效评价

清华大学附属垂杨柳医院骨科自 2003 年 9 月—2010 年 2 月应用 PLDD 治疗 16 例拒绝开放手术的脊髓型颈椎病患者，手术前后采用日本骨科学会（JOA）17 分法对术后疗效进行评价，视觉模拟评分法（visual analogue score，VAS）评价术后患者主要症状的改善情况。

结果：手术时间平均为 15 分钟，术中无明显出血，无血管、神经损伤及感染等并发症发生。入组患者中，男性 9 例，女性 7 例，平均年龄 54.12 岁，随访 78~149 个月，平均随访（109.06 ± 35.00）个月。术前与末次随访时 JOA 17 评分为（12.13 ± 1.67）分、（13.13 ± 2.36）分，改善率为 25.84%（$P<0.01$）。入组患者的主要症状中，四肢麻木症状 14 例，四肢无力症状 10 例，踩棉感 10 例，步行困难 5 例，其术前 VAS 评分为（4.00 ± 2.35）分、（3.10 ± 1.20）分、（3.60 ± 3.20）分、（2.60 ± 2.60）分，末次随访时 VAS 评分为（2.00 ± 1.84）分、（2.20 ± 2.20）分、（1.44 ± 1.74）分、（2.00 ± 2.12）分，均较前术前降低（$P<0.01$）。

结论：PLDD 治疗脊髓型颈椎病患者具有一定疗效，不失为拒绝开放手术脊髓型颈椎病患者的一种可供选择的微创治疗手段。

三、PLDD 治疗颈性眩晕的疗效评价

（一）眩晕严重程度评定及疗效评价

1. 采用美国耳鼻咽喉头颈外科学会听力及平衡委员会（CHE）6 分制功能水平分级法标准[32]评定眩晕程度：

1 分，眩晕对活动无影响。

2 分，眩晕必须暂停手头工作一会儿（包括开车），但眩晕过后能立即恢复活动，继续工作，不必因眩晕而改变计划或活动。

3 分，眩晕时必须停止一会儿工作（包括开车），眩晕过后能恢复工作（包括开车），胜任大部分选择的活动，但必须改变一些计划。

4 分，必须努力才能工作（包括开车），但不得不时常调整活动计划和精力，而且很少做得到。

5 分，不能做大部分事，不能工作（包括开车）或照顾家庭，基本活动也受限。

6 分，丧失劳动力 1 年或 1 年以上，因眩晕和平衡问题而接受抚恤金。

2. 手术疗效评价　以 6 分法眩晕评价标准为基础，定义术后眩晕改善程度[33]：优，术后评分 1 分；良，术后评分 2 分；中，术后评分 3 分；差：术后评分≥4 分或术后症状加重。

术后眩晕缓解程度定义为术前评分 - 术后评分差值。眩晕评分均以术前及术后末次随访结果为准。术后症状改善程度达到优或良视为疗效满意。

（二）手术治疗疗效

颈性眩晕的手术治疗主要针对经 3 个月以上保守治疗无效的患者，分为开放手术与微创手术。目前国内外学者、专家均认为保守治疗能缓解大部分颈性眩晕患者的症状，故选择行开放手术应严格把握手术适应证[34]。

1. 开放手术　开放手术主要目的是解除神经根、椎动脉及颈脊髓压迫，去除颈椎不稳影响因素，重建颈椎稳定及颈椎生理曲度。目前有临床研究显示颈前路椎间盘切除融合手术（anterior cervical discectomy and fusion，ACDF）、颈椎间盘置换术（artificial cervical disc replacement，ACDR）及颈椎后路单开门椎管扩大成形术等治疗颈性眩晕患者术后取得良好的症状改善。

上述开放手术术式无一不强调切除减压间隙后方的纤维环后部、后纵韧带等组织结构，不仅能解除对后方脊髓神经的直接压迫，而且剔除了对分布周围的交感神经末梢的刺激，去除了可能导致颈性眩晕潜在的影响因素[34-37]。

钟卓霖等[33]曾对 33 例颈性眩晕合并颈椎不稳定的患者行手术治疗，术后患者症状改善明显，满意率达 82.9%，并由此推断颈椎不稳是颈性眩晕的主要机制。

Li 等[38]通过颈椎前路后纵韧带切除并融合的手术方法治疗颈性眩晕患者，术后 80.6% 的患者获得良好以上的疗效。祝建光等[39]以“颈椎不稳合并硬膜囊受压”作为颈性眩晕的手术指征，通过 ACDF 治疗颈性眩晕也获得了 80% 的优良率。

虽然，目前部分临床研究显示 ACDF 与 ACDR 等开放手术治疗颈性眩晕短期内症状改善明显，但大都缺乏全面系统的随机对照试验（RCT）研究和中远期随访结果[40]。所以，临床上对于单纯性颈性眩晕患者采用上述开放手术，应该严格把握适应证。

2. **微创手术** 相对于开放手术，微创手术具有创伤微小、风险低、安全性高、不破坏颈椎稳定性、术后恢复快、并发症少等优点[41]。国内外诸多文献报道微创手术治疗颈性眩晕的疗效确切。目前常见微创手术包括神经阻滞（nerve block，NB）、经皮低温等离子射频消融髓核成形术（PCN）及经皮激光椎间盘减压术（PLDD）。

神经阻滞包括关节囊交感神经阻滞（sympathetic nerve block，SNB）和星状神经节神经阻滞（stellate ganglion block，SGB），通过阻滞分布于关节突、关节囊及颈周组织的交感神经末梢及神经末梢刺激因子，如痛觉关联感觉神经纤维标志P物质和血管收缩因子相关的神经肽Y物质，从而达到治疗颈性眩晕、缓解眩晕症状的目的。这正与如前所述的体液因子学说（HFT）、交感神经刺激（CSNS）学说相契合。江天等[42]研究报道对颈性眩晕患者行SGB术后随访有效率高达93.8%。马家燕等[43]报道运用SGB治疗颈性眩晕的患者，术后随访总有效率高达88.4%。陈有生等[44]通过分组对照椎旁神经阻滞术与常规治疗颈性眩晕患者的疗效发现：椎旁神经阻滞+常规治疗的效果比常规治疗更胜一筹。神经阻滞既是治疗手段，也是诊断手法，在排除了其他非颈源性病因，且无法明确病因的眩晕或无法判定颈性眩晕受累椎节段时，其作用尤其明显。

低温等离子射频消融髓核成形术（percutaneous coblation nucleoplasty，PCN），通过低温（约40℃）等离子融切及高温（70℃）汽化使髓核的胶原纤维汽化、收缩和固化，从而使椎间盘髓核组织重塑，达到降低间盘压力和减轻神经根的刺激的目的[45]。国内罗展鹏等[46]对行PCN的颈性眩晕患者进行术后1年左右的近期随访，发现其有效率均在85%以上（86.5%、87.2%），其中大部分患者症状术后即刻消失。张翔等[47]通过临床研究认为PCN治疗颈性眩晕的近期疗效较好，并认为选择$C_{3/4}$、$C_{4/5}$间隙进行手术与疗效相关。虽然PCN热理疗效应较PLDD甚微，且目前较少见术后5年以上的中远期随访研究报道，但其具有操作简单、局部温度低、创伤小、恢复快、疗效确切等优点，仍被广泛用于临床。

PLDD是通过激光汽化椎间盘髓核，形成空洞，降低间盘内压力，突出的椎间盘组织部分回缩，从而解除或减轻对神经的压迫或刺激，同时激光的热理疗作用可以使椎间盘及周围组织的疼痛物质减少、微血管扩张及自主神经功能正常化，促使间盘局部神经组织炎症消退及交感神经激惹阈值提高，从而改善椎动脉供血[48-49]。

Choy首次将该技术运用于治疗腰椎退行性疾病，其研究认为PLDD术后髓核组织会进行自发重建，再塑椎间盘平衡，且不会影响脊柱的稳定性，Choy 等[50]更是率先报道了 PLDD 治疗 518 例腰椎间盘突出症患者长达 12 年的长期疗效确切。Ren 等[51]研究发现经 PLDD 治疗的患者术后眩晕及伴随症状均较术前改善明显，中期疗效令人满意。罗狄鑫等[52]报道对行 PLDD 的颈性眩晕患者进行随访，术后 1 年内不同时间段的优良率均在 80% 以上，并提出 PLDD 治疗颈性眩晕可能的机制为椎间盘中心减压、纤维环压力降低、减轻对纤维环及硬脊膜周围交感神经的刺激。

微创介入治疗颈性眩晕具有创伤微、风险低、安全性高、不破坏颈椎稳定性、术后恢复快、并发症少等优点[48]。对比保守治疗、开放手术具有无可比拟的优势，尤其对于以下类型的病患：①影像学显示不严重而主观症状严重；②保守治疗效果不佳；③不具备开放手术指征的颈性眩晕的患者或者年老体弱不能耐受开放手术；④达到开放手术指征而害怕拒绝手术的患者。

在目前临床治疗的巨大需求与致病机制研究的相对滞后的矛盾下，对颈性眩晕患者的诊疗过程中应遵守阶梯治疗原则，即在保守治疗与开放手术之间，选择微创介入治疗，这将规范化颈性眩晕的诊疗、延缓病程进展及提高患者对治疗的满意度。

四、PLDD 治疗椎间盘源性腰痛的疗效评价

任宪盛等[53]应用 Nd：YAG 激光对 56 例椎间盘源性腰痛患者进行 PLDD，术后应用 Macnab 法随访 3 个月，优良率为 92.9%。

五、PLDD 治疗腰椎间盘突出症的疗效评价

腰椎间盘突出症为常见病、多发病。在 PLDD 治疗疾患中占比最高，北京市垂杨柳医院 PLDD 治疗所有病例中，腰椎间盘突出症占 50%。关于 PLDD 治疗腰椎间盘突出症的短期疗效，Choy[54]曾在 2007 年随访中发现术后 1、3、6、12、24 个月 48 例患者和术后 36 个月 22 例患者的 JOA 优良率分别为 56.25%、81.25%、81.25%、79.17%、87.50% 和 86.36%。PLDD 治疗腰椎间盘突出症的中期疗效（样本量 87 例），术后 1 个月、3 个月、6 个月、≥1 年、≥2 年、≥3 年、≥4 年、≥5 年、≥6 年的 JOA 优良率分别为 55.17%、77.01%、81.61%、81.61%、85.06%、87.35%、85.71%、85.10%、84.21%。最近北京市垂杨柳医院张彤童[55]还对 PLDD 治疗腰椎间盘突出症术后 10 年以上患者进行了随访（2003 年 1 月至 2021 年 8 月），共 12 例患者，其中男性 5 例，女性 7 例，平均年龄 47.25 岁；随访时间 138~198 个月（平均 163.42 个月）；激光汽化总能量每椎间盘 204.5~1 000J，平均每椎间盘 336.93J；随访 12 例患者，至本次随访时 JOA 29 评分为 15~29 分（平均 24.75 分），较术前 0~26 分（平均

15.5 分）平均改善率为 68.52%；有效率 91.67%；优良率 66.67%。入组患者的主要症状中，腰痛、下肢痛、下肢麻木、间歇性跛行症状术前 NRS 评分分别为 2~10 分（平均 6.25 分）、0~10 分（平均 6.25 分）、0~10 分（平均 3.58 分），此次随访时评分分别为 0~7 分（平均 1.67 分）、0~7 分（平均 1.83 分）、0~4 分（平均 0.5 分），均较术前降低，差异有统计学意义（$P<0.01$）。与短期、中期疗效相比，患者的 JOA 优良率比较非常接近，结果表明术后 10 年以上有效率无明显变化，疗效维持在平稳阶段。另外本次远期随访发现术后 10 年以上患者末次随访时 NRS 评分较术前明显改善，二者相结合说明 PLDD 治疗腰椎间盘突出症术后 10 年以上疗效比较稳定，未见明显复发。

Choy[54]对 12 年间 518 例患者的 750 多个椎间盘实施了 PLDD，总有效率为 75%~89%。Morelet 等[56]报道对 149 例腰椎间盘突出症患者行 PLDD 治疗，术后 1 个月下肢根性症状缓解的比例为 63.1%，6 个月后为 73.5%，1 年后为 83.1%。Grönemeyer 等[57]报道应用 Nd：YAG 激光对 200 例腰椎间盘突出症患者行 PLDD 治疗，术后随访（4 ± 1.3）年，优良率为 74%，且 74% 的患者对治疗效果表示满意。此外，开放手术治疗腰椎间盘突出症有效率为 62%~89%，经皮低温等离子射频消融术治疗腰椎间盘突出症有效率为 81%~88.5%，PLDD 与两者有效率基本接近。

总体来说，PLDD 技术治疗腰椎间盘突出症疗效确切，在严格把握适应证的情况下 PLDD 技术对于腰椎间盘突出症的治疗来说是一种可选择的治疗手段。

六、PLDD 治疗腰椎管狭窄症的疗效评价

腰椎管狭窄症患者经保守治疗无效时仍以手术治疗为主，腰椎单纯减压或减压融合手术的疗效是肯定的，但却给患者带来了较大的手术创伤。因腰椎管狭窄症的患者多为老年人，多合并其他疾病，这些患者中部分不能耐受手术治疗，还有一部分患者拒绝开放手术，为了解除或缓解这些患者的病痛，Brouwer 等[58]尝试将 PLDD 微创技术应用于腰椎管狭窄症的治疗，该术式对肌肉、骨、韧带及神经干扰小，具有恢复快，住院时间短等优势。

任龙喜等[59]应用脉冲式 Nd：YAG 激光治疗腰椎管狭窄症患者 32 例，其中连续两年随访 21 例，男性 11 例，女性 10 例，平均年龄 64 岁。21 例均有间歇性跛行，直腿抬高试验均为阴性。影像学检查发现，以前方中央型椎间盘突出压迫马尾神经为主而后方受压较轻者 15 例，以后方黄韧带肥厚压迫马尾神经为主而前方受压较轻者 6 例。应用日本骨科学会腰痛治疗成绩判定标准（JOA 29 分）对 21 例患者术后不同时期的疗效进行了评价。结果显示，前方受压为主的患者术后 1、3、6、12、24 个月的优良率分别为 46.67%、

66.67%、66.67%、66.67%、66.67%；后方受压为主的患者术后 1、3、6、12、24 个月的优良率分别为 16.67%、33.33%、33.33%、33.33%、33.33%。其中术后 5 年随访 29 例，总优良率 55.17%（16/29）；术后 10 年随访 12 例，总优良率 58.33%（7/12）。

Shekarchizadeh 等[60]研究发现椎间盘源性椎管狭窄患者 PLDD 术后疗效优良率高达 91.7%。PLDD 治疗腰椎管狭窄症的机制主要为：①激光汽化消融部分髓核组织，降低椎间盘内压力，解除或减轻突出物对神经的压迫。Nerubay 等[61]应用 CO_2 激光进行实验，发现激光汽化后所实验椎间盘内压力都降低，幅度为 10%~55%。Choy 等[62]和 Yonezawa 等[63]均证实激光汽化后椎间盘内压可降低一半以上。②降低椎间盘内化学因子的含量，减轻炎症刺激。退行性变的椎间盘内存在多种炎症因子[62-64]，这些物质在导致腰痛和 / 或下肢痛中具有重要的作用。可见 PLDD 主要是通过对椎间盘的减压、炎症因子减少及温热效应的机制而发挥作用。

传统上将腰椎管狭窄作为 PLDD 的绝对或相对禁忌证[10, 65]。笔者发现腰椎管狭窄症的类型、马尾神经所受压迫的部位，对 PLDD 的疗效有一定影响。因此，对于腰椎管狭窄症的患者应该结合临床表现，仔细分析影像学资料，对于以椎间盘突出前方受压为主的“椎间盘源性腰椎管狭窄”患者，尤其对于畏惧手术或者不能耐受手术者，PLDD 微创技术可以作为一种比较理想的治疗方法。

七、视觉模拟评分法（VAS）

视觉模拟评分法（visual analogue scale，VAS）用于疼痛的评估，在我国临床使用较为广泛，基本的方法是使用一条长约 10cm 的游动标尺，一面标有 10 个刻度，两端分别为“0”分端和“10”分端，“0”分表示无痛，“10”分表示难以忍受的最剧烈的疼痛，临床使用时将有刻度的一面背向患者，让患者在直尺上标出能代表自己疼痛程度的相应位置，医师根据患者标出的位置评出分数，临床评定以 0~2 分为“优”，3~5 分为“良”，6~8 分为“可”，>8 分为“差”。临床治疗前后使用同样的方法即可较为客观地作出评分，并对疼痛治疗的效果进行较为客观的评价。此方法简单且易行，相对比较客观而且敏感。目前临床常用的 VAS 尺正面“0”端和“10”端之间有一游动标，背面有“0~10”的刻度，实用且方便。

八、数字评分法（NRS 法）

数字评分法（number rating scale，NRS 法）具有简单易懂，可操作性强等优点。用于评价各种类型症状的严重程度。将症状严重程度分为无症状，0

分；轻度不适，1~3 分；中度不适，4~6 分；重度不适，7~10 分。随数字分值的增加，症状严重程度增加。

颈腰椎疾病症状较为复杂，评价困难，由于 NRS 法具有以上优点，任龙喜等将 NRS 法应用于颈腰椎病症状及疗效的相对定量评价，取得了满意的效果，并将其命名为颈椎病症状 NRS 评价法及腰椎疾病症状 NRS 评价法（表 3-1、表 3-2）。

表 3-1　颈椎病症状 NRS 评价表

姓名：　　性别：　　年龄：　　诊断：　　手术日期：

项目	术前	术后即刻	1 周	1 个月	3 个月	6 个月	12 个月	24 个月	30 个月
头晕									
视物不清									
恶心									
耳鸣									
头痛									
心前区不适									
颈部疼痛									
肩部疼痛									
上肢疼痛									
上肢麻木									
上肢无力									
上肢发凉									
上肢僵硬									
下肢疼痛									
下肢麻木									
下肢无力									
下肢发凉									
下肢僵硬									
胸部束带感									
踩棉感									
步行困难									
排尿困难									
排便困难									
尿失禁									
大便失禁									

表 3-2 腰椎疾病症状 NRS 评价表

姓名： 性别： 年龄： 诊断： 手术日期：

项目	术前	术后即刻	1周	1个月	3个月	6个月	12个月	24个月	30个月
腰部疼痛									
腰部酸胀									
下肢疼痛									
下肢麻木									
下肢无力									
下肢发凉									
下肢酸胀									
步行困难									
排尿困难									
排便困难									
尿失禁									
大便失禁									

（任龙喜 刘 正）

第七节 关于PLDD并发症及其预防

手术并发症是指在手术过程中及手术后可能出现的与手术有因果关系的一些病症和病征。由于手术本身具有创伤性，因而术中或术后出现各种并发症也不足为奇。然而是否发生并发症取决于多种因素，诸如疾病性质、手术范围大小、手术耗时长短、手术部位、手术性质（急症或择期）及患者年龄、自身条件、是否已有并存症等。

一、PLDD治疗颈、腰椎疾病并发症现状分析

PLDD是目前治疗颈腰椎病的一种比较成熟、安全可靠、疗效确实的微创技术。PLDD并发症比较少见。Choy与Ascher于1989年报道了采用Nd：YAG激光进行腰椎间盘减压"切除"术420例，随访3年半，无一例发生严重并发症[62]。Casper等于1996年报道的100例无1例并发症发生[66]。1998年Choy总结了750多个节段，PLDD治疗后8~12年的长期随访结果，总并发症低于1%[50]。Chen和Chamoli于2019年比较五种微创腰椎间盘减压术并发症特点：PLDD作为最安全的手术技术之一，总体并发症发病率较低，再手

术率最低，但椎间盘再突出发生率最高[67]。

颈椎 PLDD 一般无明显的并发症，但作为一种微创手术的它可能有一定的损伤概率，主要是穿刺损伤和激光汽化的热聚损伤，因颈前脏器多，气管、食管、颈内外动静脉等结构复杂，加之颈段脊髓在椎体后相对固定，一旦损伤后果严重。胡玉华等[68]报道在其临床中有 1 例发生局部轻度血肿，较表浅，可能系颈部浅筋膜内小静脉穿刺时损伤出血，经压迫后止血。另外神经损伤、血管损伤、椎体感染或椎体坏死等亦应引起重视。

国内任龙喜[69]总结了应用 PLDD 治疗 180 余例颈腰椎患者，1 例腰椎管狭窄症患者，术后腰骶部疼痛，经消炎镇痛药物治疗 1 个月后疼痛消失。该疼痛可能与 L_5/S_1 间隙多次穿刺相关。其他神经损伤等并发症未见报道。关家文等[70]分析了 149 例 PLDD 治疗的椎间盘突出症患者，颈椎穿刺处血肿 1 例，经抽出加压治愈；穿刺到食管 1 例，术后吞咽痛，1 日后恢复；髂腰肌血肿 1 例；无神经损伤、椎间隙感染、穿破肠管等。可见 PLDD 是相对安全的微创技术。

二、PLDD 手术过程中可能出现的并发症及处理方法

（一）椎间盘炎

病因不是十分明确，PLDD 为高温环境，感染的概率非常小，可能与其结构特点、纤维环内层和髓核缺乏血供有关。目前大多数学者认为 PLDD 引起的椎间盘炎多为无菌性炎症，常合并邻近椎体改变。临床表现多为术后 1~2 周时已经缓解的腰腿痛突然加重，并出现突发性腰及下肢痉挛性抽搐样痛，阵发性发作，夜间更甚。常取屈膝、屈髋侧卧位以减轻疼痛。肖业生[71]在总结颈椎间盘 PLDD 并发症过程中认为：术后椎间盘的反应性炎症是引起颈椎术后疼痛和“反跳痛”的主因。预防措施包括严格术前术区备皮，绝对禁止带毛囊炎手术。手术中注意无菌操作，术后常规口服抗生素。一旦出现应绝对卧床休息，结合解痉、镇痛治疗并给予大剂量抗生素，必要时应穿刺引流冲洗或外科手术取出坏死组织。

（二）神经热损伤

激光辐射汽化是否引起周围组织的热损伤并发症，一直是临床家所关注的问题，近年来不断可见实验研究的报道。1993 年齐强等[72]使用 Nd：YAG 激光对 12 只犬做研究，分成 6 组，激光设定输出功率为 25W，波长为 1.06μm，总能量 400~600J。结果表明，各组犬至预定处死期前，无一例出现肢体运动障碍及括约肌功能异常等并发症，他还用 15 具尸解脊柱（L_1~S_1）做实验，采用 Nd：YAG 激光 1 000~3 000J 不同的辐射能量，结果受汽化的容积虽然逐渐增大，而空腔周围组织的温度上升不超过 3℃。Ohnmeiss 报道[73]164

例PLDD手术中神经损伤3例,因热聚反应而终止手术5例,出现反射性交感神经营养不良1例。对神经激光热损伤重在预防,术前精确定位,术中缓慢穿刺,汽化过程中严密监视是预防这类并发症的有效措施。出现神经根炎时可以静脉滴注七叶皂苷钠20mg加生理盐水250ml每日1次,共3~5日。若怀疑神经热损伤应给予皮质激素、维生素B_{12}、高压氧对症治疗并加强功能锻炼。

(三)血管损伤

PLDD引起血管损伤未见文献报道。激光作用于血管是否引起出血,与血流速度、血管大小、激光种类有关。YAG激光对直径小于2.1~3mm的静脉有凝固止血作用。此外只要定位准确一般也不会损伤周围组织器官。椎旁血管损伤引起的椎旁血肿多可自动吸引,大血管损伤后果凶险,应立即外科止血。

(四)终板损伤

主要原因是光纤位置太靠近终板软骨。在男性患者L_5/S_1椎间盘穿刺中经常遇到这种情况。因L_5/S_1椎间盘平面低,又有髂骨翼阻挡,穿刺针不能平行于椎间隙进入椎间盘,针尖较难达到椎间盘中央,往往抵S_1上终板。椎体终板损伤时可见穿刺针内有暗红色骨髓抽出或新鲜血液流出。此时应立即停止激光灼烧,迅速置入针芯,将穿刺针退后5~6mm,等候1~2分钟取出针芯后可继续操作。如果涌出血液多,应立即拔除穿刺针,局部加压片刻后终止治疗。出现软骨板损伤后,一般无须特殊处理,但应进行凝血与抗炎治疗,同时延长卧床时间,多不会引起严重后果,患者也无特别不适。1997年Nerubay[61]将CO_2激光用于10只犬,每犬2个椎间盘,共20个,激光汽化后测定椎间盘内压全部下降,下降幅度:$L_{2\sim3}$椎间盘为10%~55%,$L_{4\sim5}$椎间盘为40%~69%,大体标本与光镜研究除显示髓核空腔外,有8个椎间盘存在椎体终板热损伤,研究认为CO_2激光能有效汽化髓核,但能量超过300J时,可导致椎体终板热损伤。但有文献报道激光热损伤或光休克作用可引起椎体骨坏死,因此PLDD术后对怀疑骨坏死的患者应行MRI检查,监测和防止椎体骨坏死发生。

三、减少并发症的措施

开展PLDD前一定要做试验,了解其激光性能,特别是烧灼范围,以利设计穿刺深度、烧灼点;穿刺过程中预计穿刺针进入神经根附近时,应缓慢试进,一旦刺及,患者会有剧烈放射痛,应改变方向试进;在颈椎穿刺进入椎间盘前,嘱患者做吞咽动作,若穿刺针随其活动,说明进入食管,应退针重穿;插入激光纤维之前要在体外对纱布试放激光,确保其正常时再进入;烧灼过程中要反复多次检查激光纤维头端,有异常者及时更换,严防折断留在椎间盘内。

手术医师必须树立以下观点:手术并发症在很大程度上是可以预防的。其核心是:医师必须具备良好的医德和高度的责任感;细致而全面地进行术前检查和术前准备;必须对疾病正确诊断,对病情认真评估;具备精湛的操作技术;术后与护理人员密切协作。我们坚信除去无法预测、无法防止或难以控制和不可抗拒的因素外,完全可以使并发症的发生减低到最少、最小的程度,甚至可能杜绝并发症的发生。

(任龙喜　郭保逢　梁得华)

参 考 文 献

[1] 肖承江,郑丽吟,李健. 经皮穿刺椎间盘切割抽吸术治疗颈椎间盘突出症(附 101 例分析). 中华放射学杂志, 1999, 33(7): 486.

[2] MARTIN T N, GOSWAMI A, PATKO J T. Cervical percutaneous laser disc decompression: preliminary results of an ongoing prospective outcome study. Journal of Clinical Laser Medicine Surgery, 2001, 19(1): 3-8.

[3] 杨有赓. 经皮激光间盘减压术在颈腰椎间盘突出症治疗中的应用. 中国临床康复, 2002, 6(10): 2.

[4] 朱杰诚,镇万新,王多,等. 经皮激光颈椎间盘减压术的临床应用. 中华骨科杂志, 2003, 23(6): 4.

[5] 任龙喜,赵巍,张彤童,等. 经皮激光椎间盘减压术治疗颈性眩晕的疗效观察. 中国激光医学杂志, 2006, 15(4): 205-209.

[6] 李康仁,秦辉,陈坚,等. 经皮激光汽化颈椎间盘减压术的临床应用. 中国修复重建外科杂志, 2007, 21(5): 3.

[7] 刘林. 颈椎病的经皮激光椎间盘减压(PLDD)治疗. 天津: 天津医科大学, 2008.

[8] ASCHER P W. Laser trends in minimally invasive treatment: atherosclerosis, disk herniation. J Clin Laser Med Surg, 1991, 9(1): 49.

[9] 齐强,党耕町,蔡钦林,等. 经皮激光椎间盘减压术治疗腰椎间盘突出症的初步报告. 北京医科大学学报, 1994(2): 110-113.

[10] STEINER P, ZWEIFEL K, BOTNAR R, et al. MR guidance of laser disc decompression: preliminary in vivo experience. European Radiology, 1998, 8(4): 592-597.

[11] 毕万利,李振家,武乐斌. CT 导引下经皮激光椎间盘减压术治疗腰椎间

盘突出的临床应用 . 中国医学影像技术, 2000, 16(8): 3.
[12] 程杰平, 杨有赓, 任宪盛, 等 . 经皮激光治疗腰椎间盘突出症不同年龄组的疗效比较 . 中国脊柱脊髓杂志, 2004, 14(2): 3.
[13] 任龙喜, 白秋铁 . 经皮激光间盘减压术治疗颈椎病及腰椎间盘突出症初步报告 . 中国激光医学杂志, 2005, 14(1): 1.
[14] SINGH V K, MONTGOMERY S R, AGHDASI B G, et al. Factors affecting dynamic foraminal stenosis in the lumbar spine. The Spine Journal, 2013, 13(9): 1080-1087.
[15] RADHAKRISHNAN K, LITCHY W J, O'FALLON W M, et al. Epidemiology of cervical radiculopathy. A population-based study from Rochester, Minnesota, 1976 through 1990. Brain, 1994, 117(Pt 2): 325-335.
[16] RHEE J M, YOON T, RIEW K D. Cervical radiculopathy. J Am Acad Orthop Surg, 2007, 15(8): 486-494.
[17] SMITH G W, ROBINSON R A. The treatment of certain cervical-spine disorders by anterior removal of the intervertebral disc and interbody fusion. J Bone Joint Surg Am, 1958, 40-A(3): 607-624.
[18] BURKUS J K, TRAYNELIS V C, HAID R W Jr, et al. Clinical and radiographic analysis of an artificial cervical disc: 7-year follow-up from the Prestige prospective randomized controlled clinical trial: Clinical article. J Neurosurg Spine, 2014, 21(4): 516-528.
[19] GORNET M F, LANMAN T H, BURKUS J K, et al. Two-level cervical disc arthroplasty versus anterior cervical discectomy and fusion: 10-year outcomes of a prospective, randomized investigational device exemption clinical trial. J Neurosurg Spine, 2019: 1-11.
[20] FOUNTAS K N, KAPSALAKI E Z, NIKOLAKAKOS L G, et al. Anterior cervical discectomy and fusion associated complications. Spine(Phila Pa 1976), 2007, 32(21): 2310-2317.
[21] TASIOU A, GIANNIS T, BROTIS A G, et al. Anterior cervical spine surgery-associated complications in a retrospective case-control study. J Spine Surg, 2017, 3(3): 444-459.
[22] WANG M C, CHAN L, MAIMAN D J, et al. Complications and mortality associated with cervical spine surgery for degenerative disease in the United States. Spine(Phila Pa 1976), 2007, 32(3): 342-347.
[23] 刘东宁, 易伟宏, 王尔天, 等 . 颈椎后路内窥镜下椎间盘切除术治疗单节段神经根型颈椎病 . 中国脊柱脊髓杂志, 2013, 23(7): 594-598.

[24] RUETTEN S, KOMP M, MERK H, et al. A new full-endoscopic technique for cervical posterior foraminotomy in the treatment of lateral disc herniations using 6.9mm endoscopes: prospective 2-year results of 87 patients. Minim Invasive Neurosurg, 2007, 50(4): 219-226.

[25] RUETTEN S, KOMP M, MERK H, et al. Full-endoscopic cervical posterior foraminotomy for the operation of lateral disc herniations using 5.9-mm endoscopes: a prospective, randomized, controlled study. Spine(Phila Pa 1976), 2008, 33(9): 940-948.

[26] RUETTEN S, KOMP M, MERK H, et al. Full-endoscopic anterior decompression versus conventional anterior decompression and fusion in cervical disc herniations. Int Orthop, 2009, 33(6): 1677-1682.

[27] MCANANY S J, KIM J S, OVERLEY S C, et al. A meta-analysis of cervical foraminotomy: open versus minimally-invasive techniques. Spine J, 2015, 15 (5): 849-856.

[28] 杜峰,曹熙 . 等离子髓核消融术治疗神经根型颈椎病疗效观察 . 临床军医杂志, 2020, 48(12): 1497-1498.

[29] 任长乐,刘沂 . 经皮激光椎间盘减压术治疗神经根型颈椎病 . 中国脊柱脊髓杂志, 2006, 16(1): 71.

[30] 陈虹, 丁亮华, 赵爱民 . 经皮激光椎间盘减压术治疗神经根型颈椎病 . 现代实用医学, 2004, 16(4): 2.

[31] 任龙喜,郭函,张彤童,等 . 经皮激光椎间盘减压术治疗神经根型颈椎病中期疗效观察 . 中华骨科杂志, 2011, 31(10): 5.

[32] MONSELL E M, BALKANY T A, GATES G A, et al. Committee on Hearing and Equilibrium guidelines for the diagnosis and evaluation of therapy in Menière's disease. Otolaryngol Head Neck Surg, 1995, 113(3): 181-185.

[33] 钟卓霖,胡建华,翟吉良,等 . 伴随颈椎病颈性眩晕的手术治疗 . 中华医学杂志, 2015, 95(25): 2014-2017.

[34] 梁磊,王新伟,袁文,等 . 前路经椎间隙减压固定融合术治疗伴交感神经症状颈椎病的疗效分析 . 中国脊柱脊髓杂志, 2012, 22(1): 14-19.

[35] GOLDBERG M E, SCHWARTZMAN R J, DOMSKY R, et al. Deep cervical plexus block for the treatment of cervicogenic headache. Pain Physician, 2008, 11(6): 849-854.

[36] 何阿祥,谢栋,蔡晓敏,等 . 伴颈性眩晕颈椎病手术治疗 . 中国矫形外科杂志, 2016, 24(21): 1927-1931.

[37] HONG L, KAWAGUCHI Y. Anterior cervical discectomy and fusion to treat

cervical spondylosis with sympathetic symptoms. J Spinal Disord Tech, 2011, 24(1): 11-14.

[38] LI J, JIANG D J, WANG X W, et al. Mid-term outcomes of anterior cervical fusion for cervical spondylosis with sympathetic symptoms. Clin Spine Surg, 2016, 29(6): 255-260.

[39] 祝建光,吴德升,赵卫东,等.颈性眩晕外科治疗的指征及疗效探讨.脊柱外科杂志,2007,5(4): 218-220.

[40] 袁文,梁磊,王新伟.对伴交感神经症状颈椎病的认识与治疗探讨.中国脊柱脊髓杂志,2013,23(1): 3-5.

[41] 任龙喜,郭保逢,韩正锋,等.经皮激光椎间盘减压术治疗颈性眩晕的中期疗效观察.中国脊柱脊髓杂志,2010,20(1): 52-56.

[42] 江天,陆建军.星状神经节阻滞治疗颈性眩晕综合征 80 例.右江民族医学院学报,2000,22(5): 786.

[43] 马加燕,张永胜,任永生,等.星状神经节连续阻滞术治疗颈性眩晕的临床研究.医学信息,2009(11): 2.

[44] 陈有生,王素伟,赖晓敏,等.椎旁神经阻滞治疗颈性眩晕的临床疗效观察.现代医院,2010,10(3): 3.

[45] NARDI P V, CABEZAS D, CESARONI A. Percutaneous cervical nucleoplasty using coblation technology. Clinical results in fifty consecutive cases. Acta Neurochir Suppl, 2005, 92: 73-78.

[46] 罗展鹏,郭立新,鲍达,等.低温等离子射频消融髓核成形术治疗颈性眩晕的疗效.实用临床医药杂志,2015,19(21): 56-58.

[47] 张翔,尹辛成,李春根,等.低温等离子射频消融术治疗中青年颈性眩晕的临床效果观察.中国医刊,2020,55(12): 1353-1354.

[48] 任龙喜.经皮激光椎间盘减压术.北京:人民卫生出版社,2008.

[49] 殷海东,张新梅,黄明光,等.射频消融髓核成形术对椎动脉血流动力学的影响.广东医学,2015,36(21): 3373-3375.

[50] CHOY D S. Percutaneous laser disc decompression(PLDD): twelve years' experience with 752 procedures in 518 patients. J Clin Laser Med Surg, 1998, 16(6): 325-331.

[51] REN L, GUO B, ZHANG J, et al. Mid-term efficacy of percutaneous laser disc decompression for treatment of cervical vertigo. Eur J Orthop Surg Traumatol, 2014, 24(Suppl 1): S153-S158.

[52] 罗狄鑫,陈为坚,许丹,等.经皮穿刺椎间盘激光汽化减压治疗椎动脉型颈椎病.实用骨科杂志,2011,17(2): 97-101.

[53] 任宪盛,杨有庚,程杰平.经皮激光椎间盘减压术治疗椎间盘源性腰痛.中国康复理论与实践,2007,13(11):2.

[54] CHOY D S, HELLINGER J, HELLINGER S, et al.23rd anniversary of percutaneous laser disc decompression(PLDD). Pho-tomed Laser Surg, 2009, 27(4): 535-538.

[55] 张彤童,任龙喜,郭函,等.经皮激光椎间盘减压术治疗腰椎间盘突出症长期疗效观察.中国激光医学杂志,2018,27(2):52.

[56] MORELET A, BOYER F, VITRY F, et al. Efficacy of percuta-neous laser disc decompression for radiculalgia due to lumbardisc hernia(149 patients). Presse Med, 2007, 36(11Pt1): 1527-1535.

[57] GRÖNEMEYER D H W, BUSCHKAMP H, BRAUN M, et al. Image-guided percutaneous laser disk decompression for herniated lumbar disks: a 4-year follow-up in 200 patients. Journal of Clinical Laser Medicine & Surgery, 2003, 21(3): 131-138.

[58] BROUWER P A, BRAND R, MARLE A V, et al. Percutaneous laser disc decompression versus conventional microdiscectomy in sciatica: a randomized controlled trial. Spine J, 2015, 15(5): 857-865.

[59] 任龙喜,韩正锋,白秋铁,等.经皮激光椎间盘减压术治疗腰椎管狭窄症的疗效观察.中国激光医学杂志,2009,18(4):221-224.

[60] SHEKARCHIZADEH A, MOHAMMADI-MOGHADAM A, REZVANI M, et al. Outcome of patients with lumbar spinal canal stenosis due to discogenic under percutaneous laser disc decompression. Am J Neurodegener Dis, 2020, 9(1): 1-7.

[61] NERUBAY J, CASPI I, LEVINKOPF M. Percutaneous carbon dioxide laser nucleolysis with 2- to 5-year follow-up. Chin OrthopRelat Res, 1997, 337: 45-48.

[62] CHOY D S, ASCHER P W, RANU H S, et al. Percutaneous laser disc decompression. A new therapeutic modality. Spine(Phila Pa 1976), 1992, 17(8): 949-956.

[63] YONEZAWA T, ONOMURA T, KOSAKA R, et al. The system and procedures of percutaneous intradiscal laser nucleotomy. Spine(Phila Pa 1976), 1990, 15(11): 1175-1185.

[64] GRÖNBLAD M, VIRRI J, TOLONEN J, et al. A controlled immunohistochemical study of inflammatory cells in disc herniation tissue. Spine(Phila Pa 1976), 1994, 19(24): 2744-2751.

[65] O'DONNELL J L, O'DONNELL A L. Prostaglandin E2 content in herniated lumbar disc disease. Spine(Phila Pa 1976), 1996, 21(14): 1653-1655; discussion 1655-1656.

[66] CASPER G D, HARTMAN V L, MULLINS L L. Results of a clinical trial of the holmium: YAG laser in disc decompression utilizing a side-firing fiber: a two-year follow-up. Lasers in Surgery & Medicine, 2015, 19(1): 90-96.

[67] CHEN Q, CHAMOLI S K, YIN P, et al. Imaging of hidden object using passive mode single pixel imaging with compressive sensing. Laser Physics Letters, 2018, 15(12): Lett 15.

[68] 胡玉华，王长峰，胡传亮，等. 经皮激光减压术治疗颈椎间盘突出症的临床研究. 生物医学工程与临床，2003，7(1): 16.

[69] 任龙喜，白秋铁. 经皮激光间盘减压术治疗颈椎病及腰椎间盘突出症初步报告. 中国激光医学杂志，2005，14(1): 1.

[70] 关家文，孙海涛，刘录明，等. 149 例经皮椎间盘激光减压术的临床分析. 中国矫形外科杂志，2006，14(11): 3.

[71] 肖业生，蒲丹，李永平，等. 经皮激光椎间盘汽化减压术治疗颈椎间盘突出症. 中国脊柱脊髓杂志，2004，14(5): 2.

[72] 齐强. 经皮激光椎间盘减压术的实验研究及临床应用. 北京：北京医科大学，1993.

[73] OHNMEISS D D, GUYER R D, HOCHSCHULER S H. Laser disc decompression. The importance of proper patient selection. Spine, 1994, 19(18): 2054.

第四章

典型病例介绍

一、神经根型颈椎病

患者，女，50岁，主诉“颈肩部疼痛不适伴右上肢麻木5年”。查体：Spurling征（+），右侧Eaton试验（+），双侧霍夫曼征（-），右上臂及前臂桡侧感觉减退，X线片显示为颈椎退行性改变，颈椎MRI可见$C_{3/4\sim6/7}$多节段的椎间盘突出变性（图4-1），结合患者的临床表现及影像学征象，诊断为神经根型颈椎病，神经定位于$C_{4/5}$、$C_{5/6}$。术前应用JOA 20分法评分为12分，应用PLDD技术对$C_{4/5}$、$C_{5/6}$节段椎间盘进行照射，能量分别为489J、518J。术后即刻患者的颈肩部疼痛明显减轻，右上肢麻木感好转，现术后四年，患者偶有颈肩部的不适及右上肢麻木，Spurling征（-），JOA评分18分，改善率75%，评价为优。复查颈椎MRI（图4-2），矢状位显示$C_{5/6}$椎间

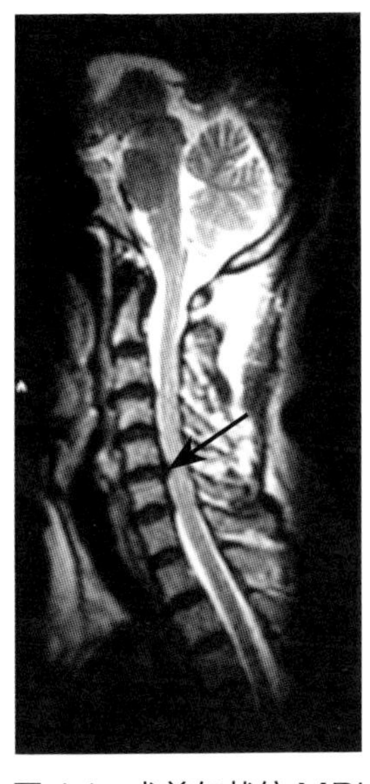

图4-1　术前矢状位MRI

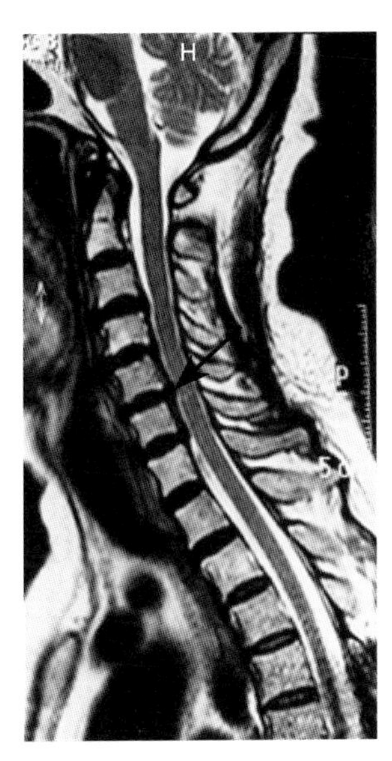

图4-2　术后矢状位MRI

盘回缩，轴位像可见 $C_{5/6}$ 椎间盘仍有突出，但较术前相比明显回缩（图 4-3、图 4-4）。

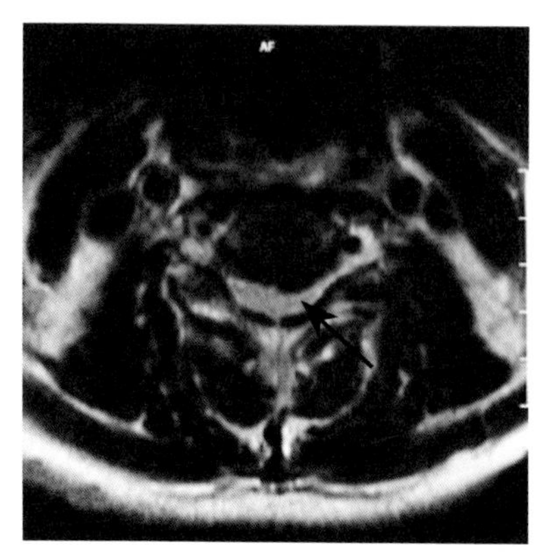

图 4-3 术前轴位 MRI（$C_{5/6}$）

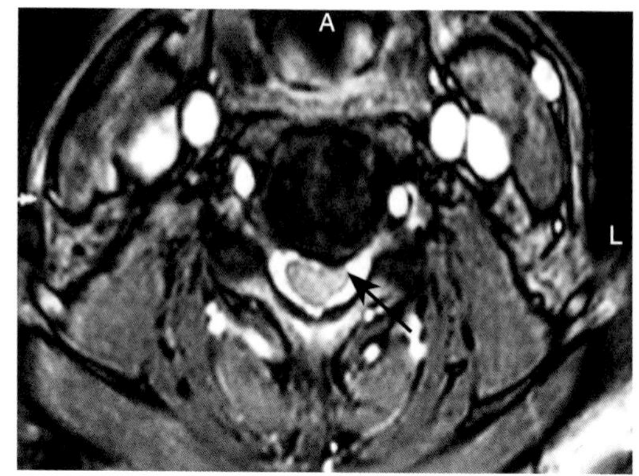

图 4-4 术后轴位 MRI（$C_{5/6}$）

二、颈性眩晕

患者，男，50 岁，主诉“头晕、耳鸣耳聋伴颈部发僵、双手酸胀感 10 余年”。患者颈部活动时头晕、耳鸣加重。查体：双侧霍夫曼征（+），双上肢肌张力轻度增高，Spurling 征（–），Eaton 试验（–），无明显感觉障碍。颈椎 X 线片可见颈椎生理曲度正常存在，椎体边缘明显增生，$C_{3/4}$、$C_{4/5}$ 椎间孔狭窄，$C_{4/5}$ 椎体不稳。颈椎 MRI 显示 $C_{3/4\sim6/7}$ 多节段椎间盘突出，$C_{4/5}$ 为重。结合临床及影像学表现，诊断为颈性眩晕、脊髓型颈椎病，定位在 $C_{4/5}$。采用数字评分法（NRS 法）评价头晕的程度，即 0 分为无症状，10 分为症状非常重。患者术前头晕评分为 10 分，应用 PLDD 对 $C_{4/5}$ 椎间盘进行照射，最终能量为 396J。患者术后即刻颈肩部有轻松感，术后 1 日患者头晕消失，耳鸣、耳聋已不明显。NRS 头晕评分为 0 分。现患者术后 2 年 9 个月，头晕症状未复发，颈部发僵消失。复查颈椎 MRI 与术前相比未见明显变化。具体见图 4-5~图 4-8。

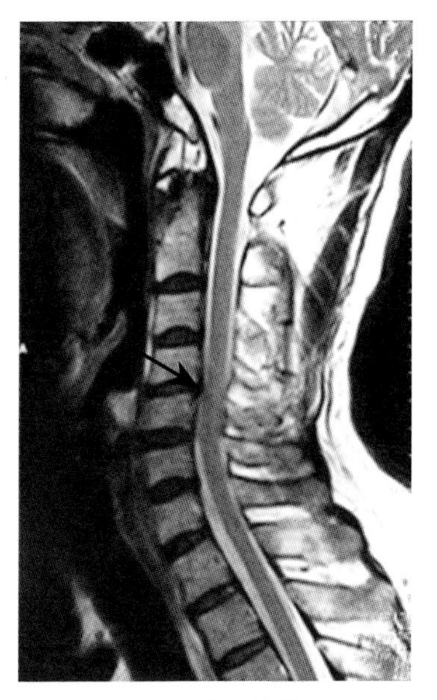

图 4-5　术前矢状位 MRI

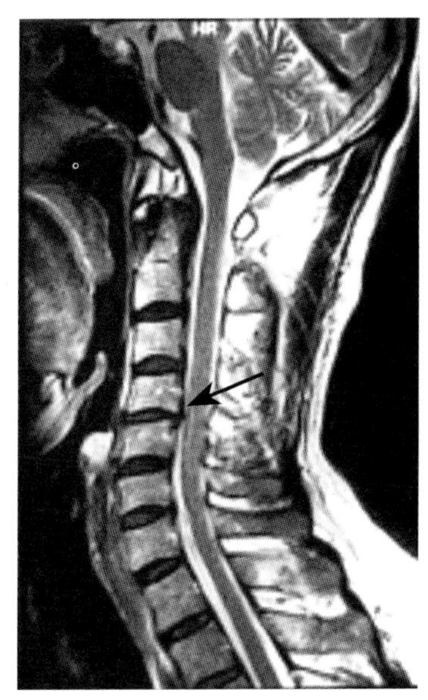

图 4-6　术后矢状位 MRI

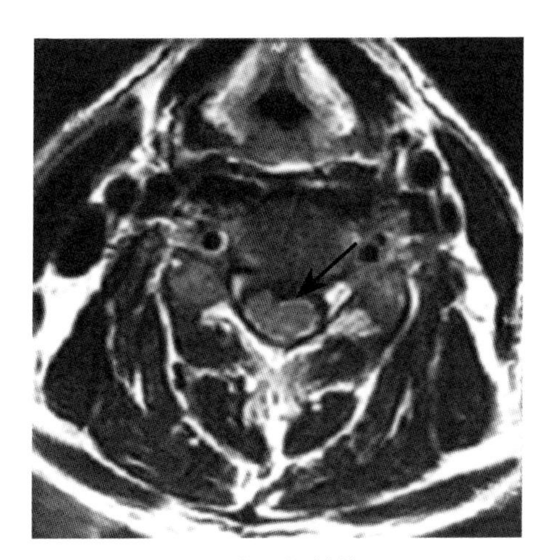

图 4-7　术后矢状位 MRI

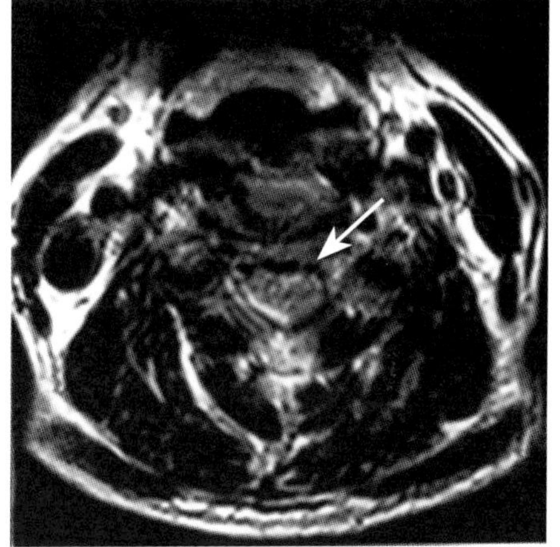

图 4-8　术前轴位 MRI（$C_{4/5}$）

三、腰椎间盘突出症

患者，男，46 岁，主诉“腰痛伴右臀部疼痛 4 个月余”。查体腰部前屈、后伸时腰痛伴右臀部放射痛，右侧直腿抬高试验 60°（+），直腿抬高加强试验（+），$L_{4/5}$、L_5/S_1 棘突间隙压痛、叩击痛（+），无双下肢放射痛，右足外侧感觉减退，右足拇指背伸及跖屈力正常，右踝反射消失。腰椎 MRI 显 $L_{3/4}$、$L_{4/5}$ 椎间盘膨出，L_5/S_1 椎间盘明显突出。结合临床及影像学表现诊断为腰椎间盘突出症，定位在 $L_{4/5}$ 及 L_5/S_1。应用 JOA 29 分法评分，术前为 14 分。对 $L_{4/5}$ 及 L_5/S_1 进行照射，最终能量分别为 556J、1 473J，L_5/S_1 为双轴穿刺。术后即刻患者感腰疼、右臀痛减轻，直腿抬高试验（－），术后 1 个月时症状明显好转，JOA 评分 27 分，术后 1 年时患者症状消失，JOA 评分 29 分。患者术后 32 个月时，症状未复发，复查 MRI 可见 L_5/S_1 突出椎间。见图 4-9~ 图 4-12。

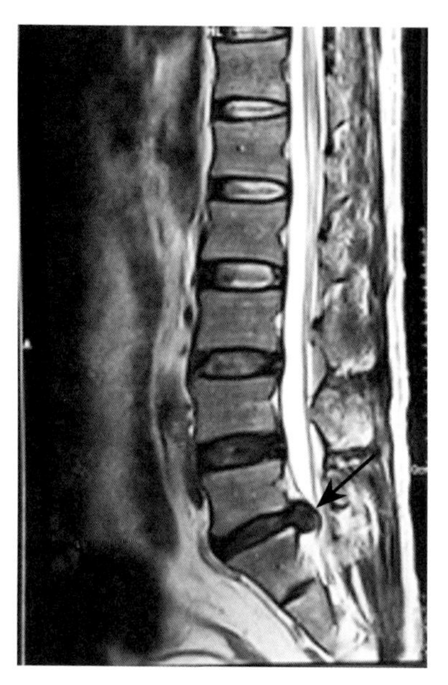

图 4-9　术前矢状位 MRI

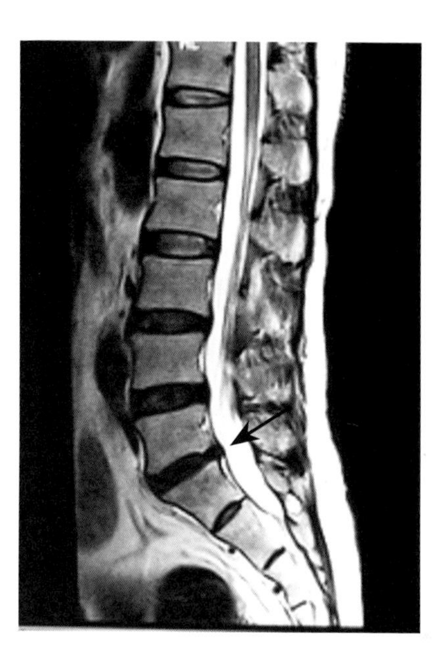

图 4-10　术后矢状位 MRI

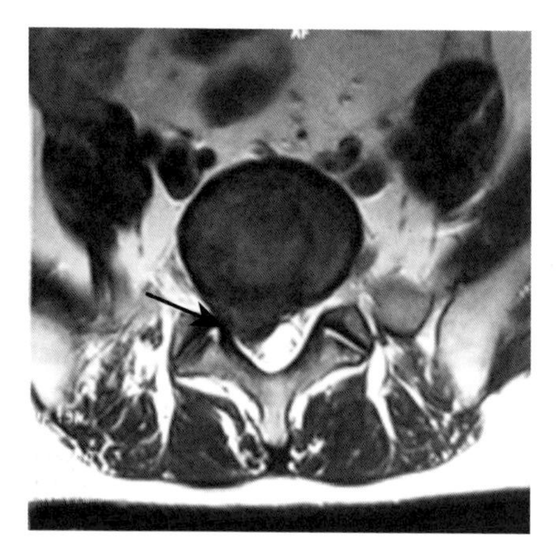

图 4-11　术前轴位 MRI（L_5/S_1）

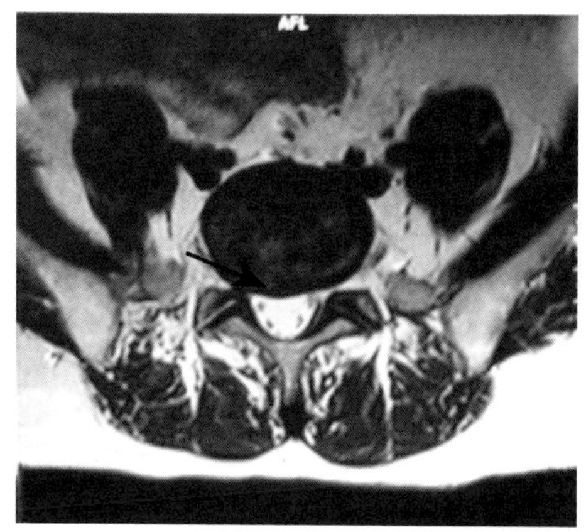

图 4-12　术后轴位 MRI（L_5/S_1）

四、腰椎管狭窄症

患者，女，70 岁，主诉"间歇性跛行半年"。患者步行不足 100m 即出现右下肢不适、麻木伴腰疼，休息后可缓解，半年来症状逐渐加重，步行时间逐渐减少。查体腰椎左右侧弯活动轻度受限，$L_{4/5}$ 棘突间隙压痛（+），向右下肢放射，直腿抬高试验（-），右小腿肌力减弱，右小腿至右足外侧皮肤感觉减退，腱反射正常引出。腰椎 MRI 显示 L_5/S_1 椎间盘膨出、$L_{4/5}$ 椎间盘突出伴椎管狭窄。结合患者间歇性跛行病史，诊断为腰椎间盘突出症、腰椎管狭窄，定位于 $L_{4/5}$、L_5/S_1。应用 JOA 29 分法评分，术前为 12 分。对 $L_{4/5}$ 及 L_5/S_1 进行照射，最终能量分别为 992J、385J。术后患者腰疼轻微改善，术后 1 月时可行走近 500m，但日常生活仍较难持续，JOA 评分 13 分，较术前无明显变化。术后 1 个月 ~3 年患者症状逐渐改善，术后 3 年时 JOA 评分已达 28 分，患者行走及日常生活恢复正常，可自由上下楼，仅偶尔有轻微腰疼及右下肢麻木，现已术后 4 年，患者症状未反复，复查腰椎 MRI 与术前相比未见明显变化。具体见图 4-13~ 图 4-16。

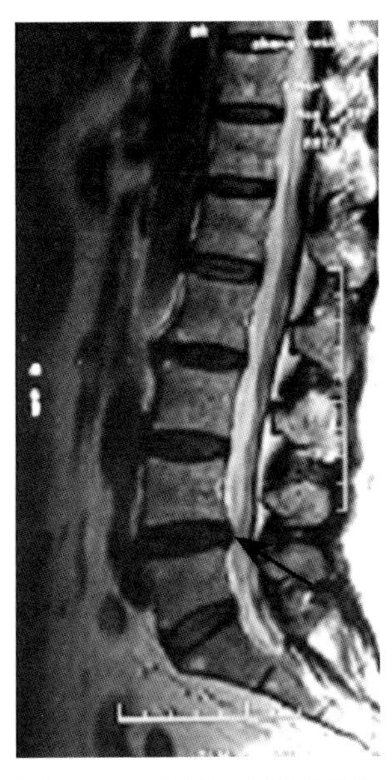

图 4-13　术前矢状位 MRI

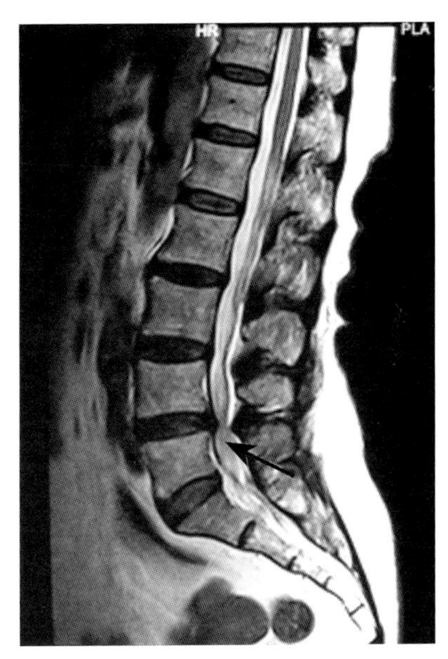

图 4-14　术后矢状位 MRI

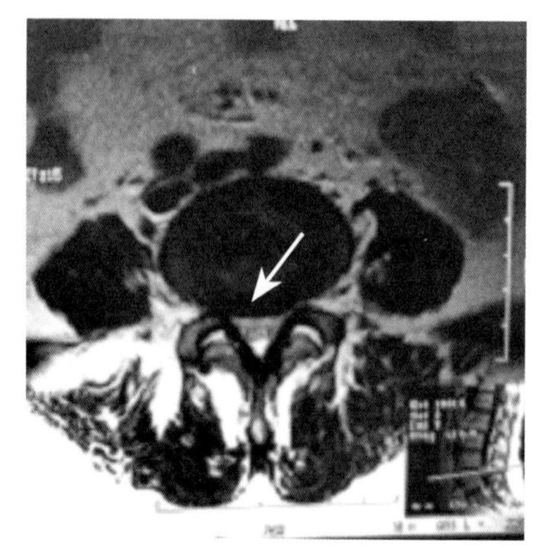

图 4-15　术前轴位 MRI（$L_{4/5}$）

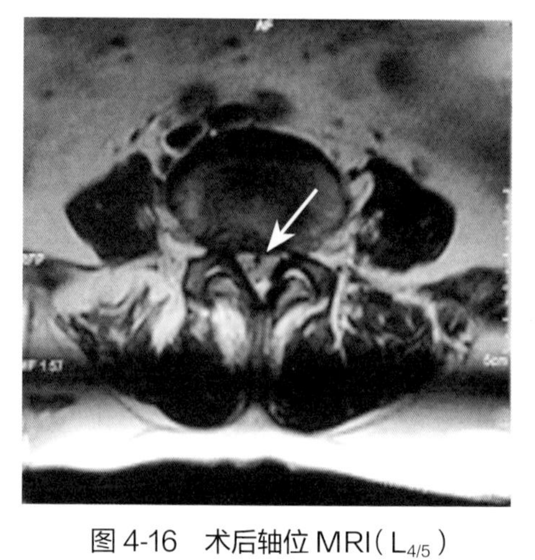

图 4-16　术后轴位 MRI（$L_{4/5}$）

（尹　建　陈　红　任龙喜）